超強心肺免疫力

養心淨肺抗病排毒

歐瀚文 醫師、賀菡懿 營養師、洪佳琪 營養師、陳郁涵 營養師 編著

家醫科醫師、營養師安心駐診，呼吸道乾淨了，**身體百病不侵！**

呼吸道門戶
竟成萬病之源？

隱形殺手躲在
呼吸道源頭，
防堵自淨，
減少百病威脅……

過勞世代
心室顫動高猝死？

補血顧氣，
遠離冠心症、中風、
心衰竭、心肌梗塞、
自體免疫疾病……

呼吸困難，
原來是肺發火！

避免肺阻塞、
肺纖維化、
肺氣腫……

修護
呼吸道破口
全面防堵
心肺疾病

Part 1

家醫科醫師安心駐診——肺不好，讓你全身病！預防呼吸道感染自保守則

呼吸道疾病種類多元，以感冒、流感最為常見，但也別忽略長居國人十大死因前三名的肺炎、慢性阻塞性肺病，以及好發於中年男性的睡眠呼吸中止症。

本單元先從感冒、流感切入，延伸到呼吸道感染的病症，包括各種呼吸道疾病的致病原因、治療方式與預防措施。

目錄 *Contents*

Part 2

家醫科醫師安心駐診——

護心防病，平衡免疫力，遠離心臟血管系統病變

高膽固醇、高血壓、糖尿病、肥胖和抽菸，一般被認為是「五大風險因子」，其實這只是參考指標。因為導致心臟血管疾病的真正成因，是出在發炎、氧化壓力（自由基損傷），以及自體免疫損害身體動脈的結果。

本單元用淺白字眼，讓讀者一次了解問題癥結，並且進而控制、遠離這些致命因素，才能真正遠離心臟血管病變，還你一顆健康的心臟！

Part 3

營養師專業守護——
顧氣抗氧化，養心淨肺全方位自救對策

肺就像人體吸塵器，但它完全無法休息，壞了可不能再買，是一個不可逆的器官。心臟則如同一個幫浦，它是全身上下沒有癌症的器官，但是每一個跳動都牽連著全身的命脈。本單元分享心肺功能的對症關鍵營養素、日常預防建議，以及實用的防護運動，防疫抗病第一線——淨肺養心，為人體帶來「長治久安」的期待。

目錄 Contents

【總序】

修補防疫破口，提升自我疾病防護力！

歐瀚文 醫師

猶記著，二十年前SARS帶來的衝擊，至今仍歷歷在目。二〇二〇年，新型冠狀病毒（COVID-19）席捲全球，再度喚起民眾不願面對的過去……。

防病抗疫，全人醫療的訓練準備

因為二十年的教訓，政府、學界、人民都為將來可能發生的不幸事件做好充足準備，就以我所在產業的醫學教育為例，首先將不分科醫師制度引進，讓剛畢業後的醫師做好全人醫療的訓練和準備。

另外，基於安全防護，以及因應新型傳染病的特殊防護訓練，更成為每年醫學評鑑的重點項目。

仍然記得，當我還是菜鳥醫師時，到醫院報到的第一天，就被訓練如何穿脫密不通風的防護裝備，教導如何因應可能的災難再度來臨。政府也因為當年的慘痛經驗，訂定了重大疫災危機中央政府應變處理策略。事實上，以個人所在的醫學界，無時無刻不戰戰兢兢，隨時準備好挑戰，防範未然。

沒事找疾病，有事找醫生？

此次的疫情再度喚起了民眾的危機意識，並開始重新審思身體健康的重要性。除了政府以及各個產業都預先做好防範之外，民眾自己本身的健康，更是須要做好對抗疾病的準備。

平時生病了，才會去找醫生，這是大家普遍的想法。「但是沒事為何要去找醫生呢？」更是許多人的內心話。其實，要有健康的身體，觀念就要開始改變。

若是進一步追問：「你如何去改善自己的健康呢？」最常聽到的回答是：「我會去買營養保健品」、「我有多運動」、「我有定期健康檢查」。這些都是正確的作法，都是為了能夠改善自己的健康所做的努力。

然而，是否補充到正確的營養品？還是只是盲目吃進不該吃的東西？有做到適合自己的運動嗎？透過健康檢查之後，真的有找到問題的根源，還是只有單純找到疾病呢？

從日常起，修護呼吸道破口

多年的臨床門診實務和醫學研究，我歸結出了一個健康原則：生活型態決定了自己的健康！

當年還在國外求學時，教授講了一句話，至今仍深深烙印在腦海中：「日常生活不吃藥不會死，但不吃食物會死，食物才能決定你的健康，藥只會讓你越吃越糟。」因此，從現在起，就要從決定我們健康的生活方式和飲食入手，才能真正在疾病來臨之前，達到預防的效果。

同時留意到，平時不要燃燒自己的身體，總是吃著不該吃的垃圾食物，等到身體搞壞了再來「吃藥」維生，那就得不償失了！同樣的道理，在病毒襲擊之前，先將自己的健康狀態提升，才能夠對抗疾病。

有鑑於國人對於疾病防護的需求，呼吸道成了首當其衝的健康門戶，因此本書以深入淺出的方式，前兩單元介紹各項心肺疾病的發生原因及症狀，以及目前主要的治療方式，讓讀者能夠完整並清楚的了解各項疾病。第三單元，則以臨床營養學的角度出發，了解各項疾病所需要的飲食方式和對症營養素，讓我們能夠在整合營養的觀點之下，修護呼吸道破口，全面防堵心肺疾病，遠離威脅，同時提升自我疾病防護力，達到「完美健康」。

走向平安的這條路上，讓我們一同攜手，為自己的健康加分！

聲明

關於本書分享的臨床經驗、門診個案、治療面向、營養建議等，僅供評估參考之用；由於每個人體質和狀況皆不同，在評估醫療方案、食療湯膳或任何保健品之前，最好先諮詢醫師、營養師或健康管理師。

因此，若是呼吸道、肺部、心臟及血管已有明顯病兆，應積極尋求相關科別的醫師諮詢，才能對症而癒。

Part 1

家醫科醫師安心駐診

肺不好，讓你全身病！預防呼吸道感染自保守則

呼吸道疾病種類多元，以感冒、流感最為常見，但也別忽略長居國人十大死因前三名的肺炎、慢性阻塞性肺病，以及好發於中年男性的睡眠呼吸中止症。

本單元先從感冒、流感切入，延伸到呼吸道感染的病症，包括各種呼吸道疾病的致病原因、治療方式與預防措施。

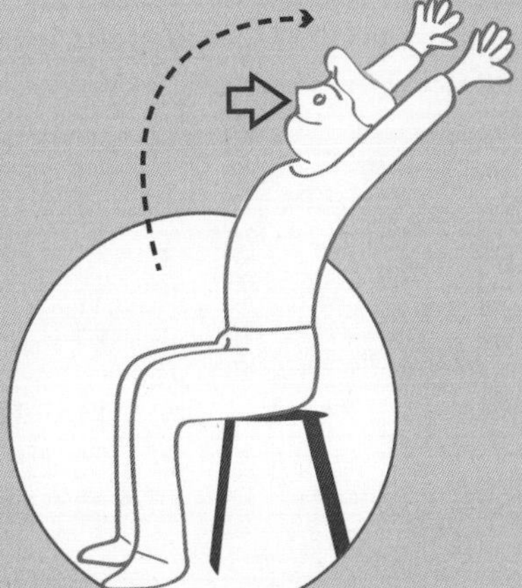

01

天啊！又感冒了嗎？——急性呼吸道感染

我們無法消滅病毒，只能在平時積極地照顧好身體，維持免疫系統的平衡，才能避免這麼容易被傳染。

過敏是天生的無藥可治？

「哈啾！天啊，我不會感冒了吧？」季節轉換之際，有些人開始不自覺地打起噴嚏，更被自己的身體反應嚇了一跳。

很多民眾雖然看了醫生，一兩個禮拜過去了，情況卻是時好時壞，特別像是上呼吸道的「搔癢」不止，咳嗽等症狀一直好不了，讓人不免懷疑自己是否得了大家聞「咳」色變的新型冠狀病毒肺炎……？

呼吸道系統，人體的守門員

大家都知道，人體內的細胞都需要氧氣才能生存。通過呼吸，並吸入空氣中的氧氣，呼出體內的二氧化碳。所以

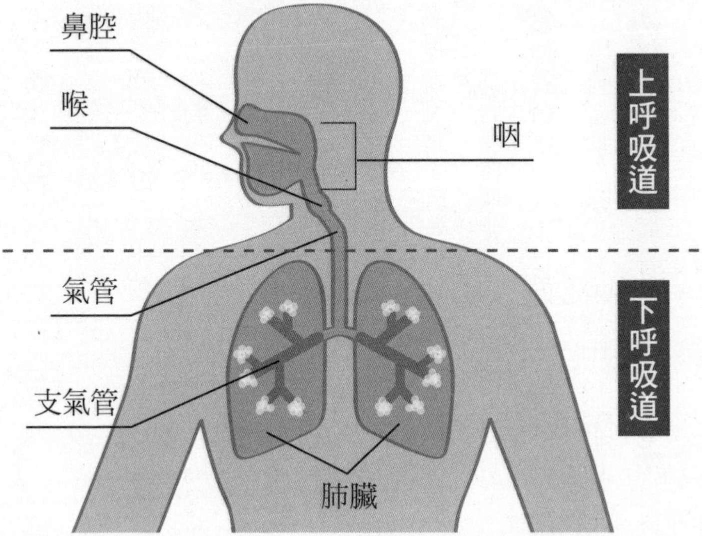

人體呼吸道器官

呼吸道是人體面對外界重要的窗口之一，除了提供氧氣和排除廢氣之外，也是病菌入侵的要道，讓人體暴露於病菌之中，呼吸道的重要性不可言喻。

一般的感冒都是由病毒所引起的，通常會有兩大病徵顯現出來——鼻子問題和發燒，一旦上呼吸道重度發炎，就會有相關併發症，並造成發燒。我們的呼吸道以咽喉當作分界線，往上是上呼吸道，往下是下呼吸道。上呼吸道簡單分成鼻腔、咽、喉，下呼吸道則有氣管、支氣管以及肺臟。當上呼吸道的鼻、咽、喉受到病毒感染後，就會導致一般感冒、流行性感冒、鼻咽炎及喉炎等。

與上呼吸道不同的是，細菌在下呼吸道感染扮演著重要的角色，其症狀會有咳嗽、咳痰、咳血、呼吸困難、胸痛、發燒等，較不會有上呼吸道的症狀（鼻塞、鼻水等）發生，肺炎就是其中最具代表性的下呼吸道感染疾病。

總的來說，不論是上呼吸道感染，或是下呼吸道感染，預防與保健，仍然是大家須要注重的課題。

健保花費排行，急性上呼吸道感染佔第四名

「最近季節交替，我又感冒了！」小可揉著通紅的鼻子、擤著鼻涕，無奈地說。每到冬春交替，因為感冒的關係，她都要到門診報到。

急性上呼吸道感染是門診最常見的急性病症，根據健保署一〇六年健保花費統計，就以花費兩百五十三億元佔居第四名，就醫人數高達一千三百九十五萬人。

上呼吸道感染大多是因為病毒侵襲引起；一旦病毒入侵之後，體內免疫系統的防護功能被波及，從而導致病毒輕而易舉侵入體內。

◆普通感冒

病毒或細菌感染，具有傳染性，一年四季都會發生，尤其是春季跟冬季的時候發生率最高，主要是因為氣溫變化太快，上午還是大熱天，晚上就變得寒風刺骨，加上室內外的溫差太大，導致病毒有機可乘。當營養不良、缺乏鍛鍊，或是有過敏體質的人，都很容易發生上呼吸道感染。在我們的生活中，有超過兩百種病毒與感冒有關，其中就以「鼻病毒」最為常見。

感冒的傳播途徑非常容易，可以透過含有少量病毒的飛沫傳染、受到汙染的物體進行傳播。許多通勤族在搭乘捷

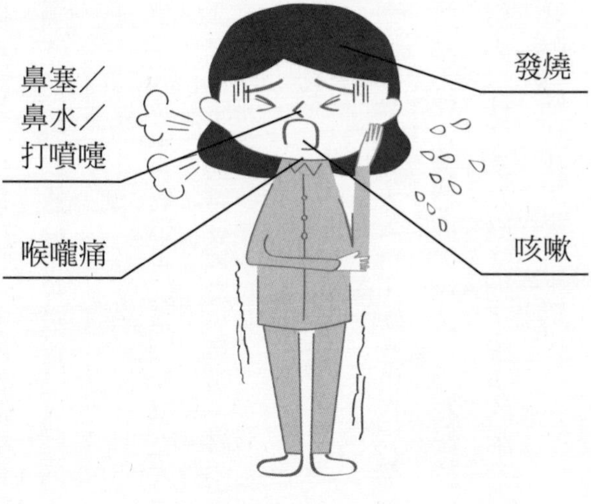

感冒常見症狀

運時，會握住中間的柱子穩定身體，然而當有人打了噴嚏，用手摀住的飛沫沾在手上，再握住柱子後，病毒便會附著在上面，等下一個人碰到，就會跑到手上。若是沒有洗手的習慣，直接用手觸碰眼睛、鼻子、嘴巴等地方，便會讓病毒從上呼吸道進入體內，導致鼻水、鼻塞、喉嚨痛、咳嗽等症狀。

在換季時期，會發現小兒科、醫院門診聚集了許多感冒病患，這是因為溫差大，容易著涼，當人體的免疫力降低時，病毒就能乘人之危了，通常在寒冷、疲勞、淋雨等情況下會出現。

◆季節性流行性感冒

透過病毒感染的流感，主要是A型和B型較容易引起大流行，與感冒相同都是透過飛沫與接觸傳染，因此特別容易在人群聚集的地方快速散播成大流感。台灣屬於亞熱帶氣候，一年三百六十五天都可能發生流感，但仍以秋冬季為高峰期。嚴重的話會引發肺炎、急性呼吸窘迫症候群等併發症，甚至是心肺衰竭致死，不可不慎。

◆咽喉炎

大家感冒時可能都會有這種經驗：喉嚨很痛，而且痛到令人難以下嚥！這些症狀有很大的機會是因為急性咽喉炎，也是常見的上呼吸道感染疾病，大部分是病毒感染引起，細菌感染較少見。咽喉炎一般不太會影響到日常生活，通常會有喉嚨痛和發燒的症狀，有些病患則會出現咳嗽、流鼻水、打噴嚏、頸部淋巴結腫大等情形。

想要讓疾病好得快，就要戒吃辛辣刺激性食物、不要抽菸，多喝水、多休息，否則喉嚨痛的症狀會更加劇或時間延長。

老是被傳染？打造黃金免疫力！

早上準備出門上班，一陣涼風吹過，還穿著短袖短褲的你，是不是已經開始瑟瑟發抖了？終於擠上擁擠的電梯，聽到後方的咳嗽聲，或是旁邊的人打了個噴嚏，還沒有正確摀住嘴巴……，天啊！這會是你今年的第三次感冒嗎？

當長時間與別人共處一室，或距離過近地交談，都會大大提升感染呼吸道病毒的機率，除此之外，氣候因素也是須要考量的要點，當寒冷乾燥時，病毒容易侵入你的呼吸道；壓力大、睡眠不好、經常熬夜也會讓身體的抵抗力降低，阻擋不了病毒的襲擊。

我們無法消滅病毒，定期運動、顧好腸胃、照顧好身體，維持免疫系統的平衡，才能避免這麼容易被傳染。

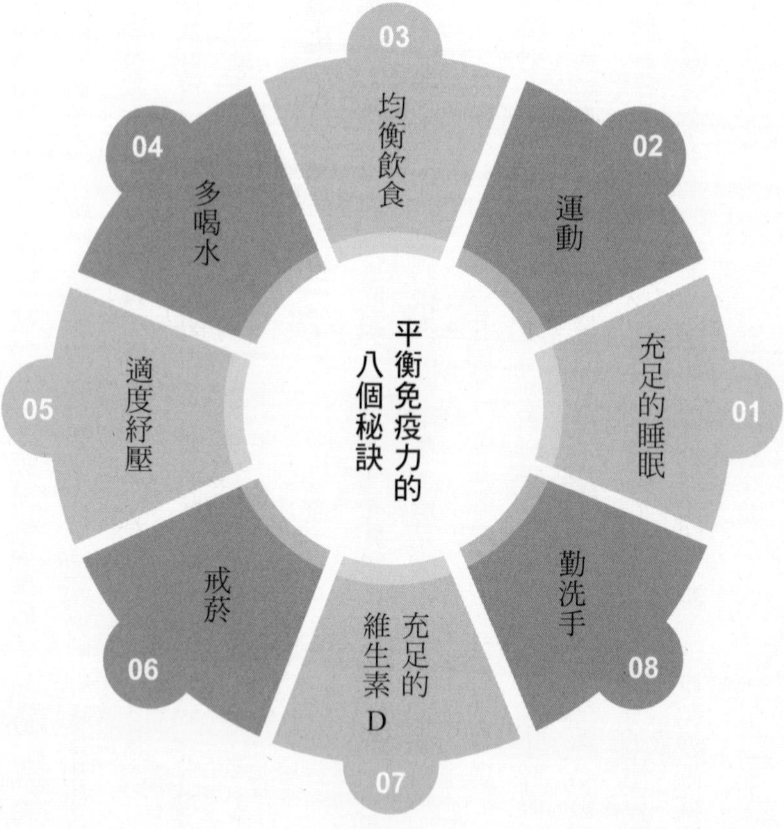
平衡免疫力的八個秘訣
01
充足的睡眠
02
運動
03
均衡飲食
04
多喝水
05
適度紓壓
06
戒菸
07
充足的維生素D
08
勤洗手

打造黃金免疫力的八個秘訣！

◆**充足的睡眠：**人類睡眠的黃金時間是晚上十一點到清晨六點，這段時間可以讓體內的器官進行修補與代謝，同時增加自身免疫力。只要有人感冒了，我們就會讓他「多休息」，就是因為睡眠可以讓免疫系統恢復平衡。

◆**運動：**運動可以改善淋巴系統，還可以紓解壓力。不過需要固定持間地持續運動才有效果，例如每個禮拜至少運動三天，每次三十分鐘。

◆**均衡飲食：**免疫系統需要從食物中獲取能量以及營養攝取，一般來說，我們體內須要攝取礦物質、維生素、蛋白質和醣類等。

◆**多喝水：**「沒事多喝水，多喝水沒事。」這是某牌礦泉水的廣告語，人體內若有充足的水分，我們每個人每天都須要喝下一千毫升到兩千毫升的水，就可以幫助身體清理毒素，維持免疫力的平衡。

◆**適度紓壓：**長時間處在高度壓力環境的人，免疫力比一般人還要低。「慢性壓力持續一個月」是一項重要指標，超過這條界線，感染疾病的機率就會增加，一旦感冒也會變得不容易好。所以，找幾項可以讓你紓解壓力的活動，來改善免疫功能，如旅遊、運動，甚至與朋友聊天都不失為一種好方法。

◆**戒菸：**不論是抽菸或吸二手菸的人都會危害到肺臟，更會使得呼吸系統在面對病菌感染時，毫無招架之力。

◆**充足的維生素D：**維生素D可以讓黏膜保持穩定，也有消滅病毒的功能。當病毒經過鼻腔、氣管，侵犯到黏膜時，就能發揮穩定黏膜、殺死病毒的作用。

◆**勤洗手：**養成洗手的好習慣，只要接觸到可能附著病毒的物品，就要趕緊洗手，避免讓病毒進入體內。因為病毒結構是由雙層磷脂分子組成的色膜，肥皂水的皂質可以溶解脂類，讓病毒失去活性。

防疫安心 自救抗病

當你發現自己經常感冒，只要一發燒、一咳嗽就很難痊癒，或許是平時的不良習慣導致，調整生活方式，勤洗手、喝夠足量的水、保持快樂，讓體內的免疫力幫你抵抗病毒的侵襲！

02

流感肆虐，引發致命危機！

流感是一種急性病毒性呼吸道疾病，可能併發氣喘、鼻竇感染、病毒性肺炎、繼發細菌性肺炎，甚至心臟衰竭等問題，千萬不可輕忽。

打噴嚏、咳嗽、流鼻水、發燒、喉嚨痛、虛弱無力、肌肉痠痛……，是一般人認為的感冒症狀，然而大多人是分不出何謂感冒、流感，甚或是近期惹得人心惶惶的新型冠狀病毒肺炎，本章節首先告訴你如何正確分辨這三種病症。

一般感冒就是鼻腔、口腔、咽喉的上呼吸道黏膜，受到病毒性感染引起的發炎反應，其致病微生物以鼻病毒最為常見，會引起感冒的還有冠狀病毒、腺病毒等致病原。

一開始可能會頻繁地打噴嚏，之後就是流出透明的鼻涕，這時大家都會開始注意自己是不是感冒了。感冒最初一到兩天內會有鼻塞、流出濃黃的鼻涕，還會出現喉嚨痛、咳嗽等現象，但不太會發燒，即使發燒也在三十七度左右。雖然症狀讓人不太舒服，但大部分的人在一週內可自行痊癒，少數則兩週才會好轉，不需要特別接受藥物治療，都會慢慢好起來。

人們經常搞混一般感冒和流行性感冒差別。流感病毒造成的是流行性感冒，屬於急性病毒性呼吸道疾病，同時可能併發氣喘、鼻竇感染、病毒性肺炎、繼發細菌性肺炎，以及其心臟衰竭等問題，千萬不可輕忽。

大致而言，流感病毒分為A、B、

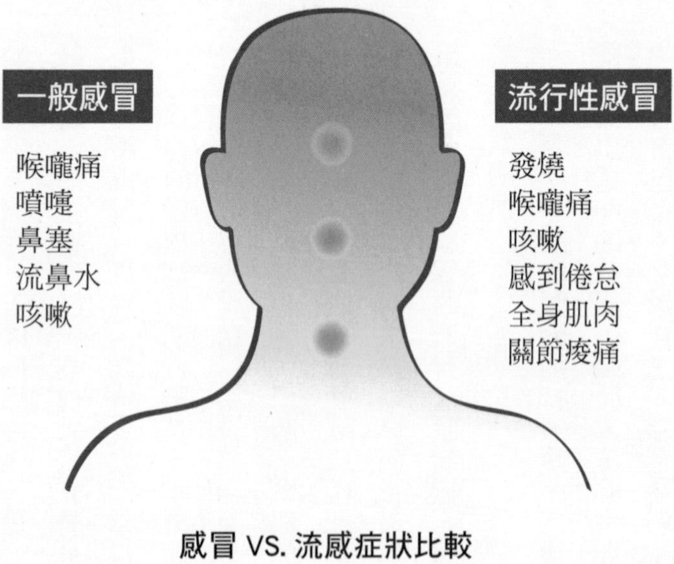

感冒 VS. 流感症狀比較

C與D四種型別。A、B兩型是造成每年流感的主要病毒，C、D兩型只會有輕微症狀，不容易造成大規模感染。二〇〇九年，爆發全球大規模流行的H1N1新型流感，就是A型流感病毒的一種，是人類最常感染的流感病毒之一。因此，A型流感病毒較其他病毒更受人重視。

◆流行性感冒病毒比較表

疾病	A型流感病毒	B型流感病毒	C型流感病毒	D型流感病毒
症狀	引起症狀最為嚴重，身體不適感較為強烈	症狀較A型流感輕 腹瀉、肌肉痠痛感較強烈	輕微	輕微
流行傳染	易引起全世界大流行	以區域性的流行為主	不易爆發流行傳染	不易爆發流行傳染
傳染途徑	可能感染人、鳥、豬等動物	只感染人		

症狀像感冒，忽略恐致命？

得到流感初期會出現明顯的全身性症狀，包含發冷、疲倦、無力、肌肉關節痠痛、發高燒、食慾差等表現。這個階段最明顯的症狀就是發高燒，可能會達到三十九度到四十度左右，發燒的症狀通常持續三至五天。

此外，兒童較可能出現超過三十九度，老年人可能不會出現發燒情形。

到了中期，全身性症狀開始逐漸緩解，隨即而來的就是上呼吸道感染症狀。與感冒症狀類似，會出現打噴嚏、鼻塞、流鼻涕、喉嚨痛、咳嗽；等到後期時，雖然還是有咳嗽以及倦怠的情況，但通常都會在兩週之內痊癒。不過，若沒有接受適當的治療，嚴重者可能引發肺炎、急性呼吸窘迫症候群等併發症，甚至走向心肺衰竭。

◆感冒、流感、新冠肺炎、典型肺炎症狀比較表

疾病	致病原	傳染途徑	發病速度	主要症狀
一般感冒	鼻病毒、腺病毒、冠狀病毒等不同病毒引起	飛沫傳染、接觸傳染	症狀會慢慢出現	喉嚨痛、噴嚏、鼻塞、流鼻水、咳嗽等呼吸道症狀為主
流行性感冒	流感病毒	飛沫傳染、接觸傳染	突發性	初期發燒、頭痛、喉嚨痛；七到八成患者會有咳嗽症狀，最大差別是全身痠痛、感到倦怠
2019新型冠狀肺炎	新型冠狀病毒（COVID-19）	飛沫傳染、接觸傳染	潛伏期二至十二天	發燒、四肢無力、部分咳嗽、少痰、少數患者伴隨病程進展出現呼吸困難；也可能無症狀
典型肺炎	肺炎雙球菌	飛沫傳染、接觸傳染	三至五天	發燒、畏寒、咳嗽、痰液多且黏稠、頭痛、胸痛；可能呼吸急促，甚至呼吸困難

發燒程度	不太會發燒，但三歲以下幼童有可能會發燒	高燒三到四天（成人三十八度以上；孩童三十九度以上）	發燒高於三十八度	發燒高於三十八度
病情	較輕微	嚴重，會無法上班、上課	嚴重	嚴重
病程	約二到五天	一到兩週	仍待觀察	三到五天
併發症	少見（可能導致中耳炎、細菌性鼻竇炎等）	可能產生嚴重併發症的風險較高（肺炎、心肌炎、腦炎、神經症狀等）	呼吸衰竭、病毒血症、急性心衰竭、次發感染	肋膜積水、膿胸、肺膿瘍、菌血症
流行期間	春秋冬季	冬季較多	二〇一九年末開始	一年四季都可能發生，主要流行季節為冬季到春季
傳染性	傳染性不一	高傳染性（常聚集感染）	高傳染性	

預防自救
勤洗手、保持環境通風、注意自身衛生習慣
施打疫苗、勤洗手、注意自身衛生習慣
勤洗手、戴醫用口罩，注意呼吸道衛生與咳嗽禮節、避免觸碰自身黏膜
戴醫用口罩、減少出入公共場所、加強洗手

一到季節交替之際，就會有不少人出現咳嗽、發燒等症狀，若症狀不明顯，都會以為是輕微感冒，認為多休息、喝水自然會痊癒，然而等到發現不對勁，前往就醫時，可能就來不及了。

因此，當你發現感冒後，出現全身倦怠、發燒的症狀，需要立即就醫才行。

防疫安心 自救抗病

冬季通常是流行性感冒人數的高峰期，被感染的機會也特別高，這段期間，流感病毒感染的機會率相對增高。

流感高峰時期，大家一定要做好預防措施，提高免疫防護，一起阻止流行性感冒繼續肆虐。

03

感冒讓你 CRY，流感讓你 DIE！

定期接種疫苗，是目前預防流感最有效的方式。尤其是高危險群：包括慢性心肺病患、嬰幼兒、老年人以及醫護人員，更不可輕忽，應該定期施打疫苗。

新聞報導：「本季流感重症近千人創五年新高！」

一旦發生流感，若未及時接受治療，可能引起各種併發症，不可不慎！

最常見為肺炎、中耳炎、腦膜炎、器官衰竭等，更嚴重的話，甚至須要進入加護病房進行插管治療，尤其是高危險群（六十五歲以上長者、嬰幼兒、慢性病患者、心血管疾病患者、免疫功能不全者）出現嚴重重症機率高，更應該少出入公眾場所，小心謹慎面對季節流感。

久病不癒，不可忽視的併發症

流感併發重症的機率較高，若是症狀持續了兩週，還是沒有好轉的跡象，就要小心病毒是否擴散到其他呼吸器官，造成感染，引發併發症。

一旦發生併發症，治療會更加棘手，且有一定的死亡率，需要特別注意。

◆鼻竇炎：化膿性鼻涕、發高燒、鼻塞、頭痛。

當鼻炎（鼻涕、流鼻涕、鼻塞）的症狀超過十天，不僅沒有好轉，還出現黃綠色的濃稠鼻涕、嗅覺改變，再加上三十九度的高燒，甚至頭痛的情形，多半是原本的感冒病毒感染後，細菌造成二度感染的「急性鼻竇炎」了。

◆支氣管炎：久咳、咳出濃黃痰、發燒、呼吸喘

感冒若久久不癒，反覆咳嗽，還感覺胸骨後方有刺痛感，到底怎麼回事？

當咳出的痰變得厚重、濃黃，再加上發燒、呼吸有喘鳴的現象，就要提高警覺，盡快就醫照 X 光診斷是否為支氣管炎了。

◆中耳炎：耳鳴、高燒不退、耳朵疼痛

中耳炎是因為病毒從鼻腔或咽喉，經由歐氏管進入中耳腔，造成中耳的感染。耳朵內有阻塞感，甚至出現聽不見的情況，也會引起耳朵疼痛、耳膜紅腫，還可能合併發燒、全身疲倦、頭痛等症狀。

◆**肺炎：高燒不退、咳嗽加劇、呼吸急促、痰液帶血絲**

因為細菌或病毒引起的肺部發炎，主要是肺泡受到影響，常見的症狀包括高燒不退、呼吸急促、呼吸困難、有痰的咳嗽、胸痛。

肺炎往往是根據症狀以及醫生聽診，評估是否有異音來判斷，再加上胸部X光，查看是否有浸潤的現象。若確診為肺炎後，就必須使用抗生素進行治療，病情嚴重的話，就需要住院治療了。

◆**心肌炎：心搏過速、胸痛、心悸、昏厥、氣喘**

心臟肌肉受到病毒、細菌、毒素等侵犯，或自身免疫反應引起，導致心臟肌肉發炎甚至壞死，臨床症狀多變，從沒有症狀到猝死都有可能。

較常見的症狀，包含沒有原因的心跳加快、腹痛或嘔吐等腸胃道症狀；其他症狀諸如：胸痛、心悸、氣喘、發燒、心雜音等。

一開始症狀不明顯，初期類似感冒或腸胃炎，看似輕微的感冒或腸胃炎，卻可能演變成致命性的心肌炎。

防堵疾病破口，預防小秘訣告訴你

每年十二月至三月屬於感冒、流感的高峰期，特別是在農曆春節前後，許多人都要回到家鄉與家人團圓，當有人罹患流感時，若沒有良好的防護配套措施，病毒便會隨著感染者的活動範圍持續往外擴散，造成另一波疫情。

病毒的傳染途徑，主要透過感染者咳嗽或打噴嚏時產生的飛沫，將病毒散播給周圍，甚至是三米之外的其他人，當空氣不流通的密閉空間，更容易造成傳染。由於流感病毒可以短暫存活在物體表面，所以也可能透過接觸進行傳播，最常見的是手接觸到物體表面上的黏液，再觸碰自己的口、鼻或眼睛而感染。

想要預防不小心被感染的情況，平時就要注意自身衛生習慣，多洗手、出入人多密閉的公共場合時，就要戴口罩，避免被傳染；當早晚溫差變化大時，就要注意穿著、充分休息，身體太累就會導致抵抗力降低，難以抵禦病毒的侵襲；均衡飲食也是老生常談，卻很少人真正做到。

・流行病毒這樣預防

戴牢口罩

在密閉空間必戴，防止人與人之間的飛沫傳染

掩住口鼻

打噴嚏時，以手帕或衣袖遮掩口鼻，避免飛沫傳染

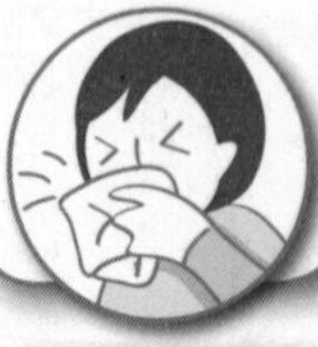

勤加洗手

濕洗手一分鐘，乾洗手三十秒，降低接觸傳染機率

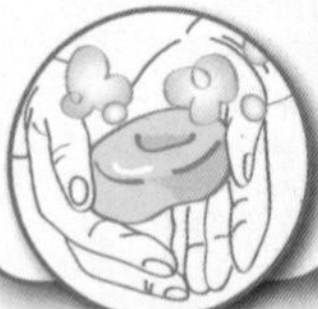

不亂碰觸

雙手不碰眼口鼻，避免接觸感染

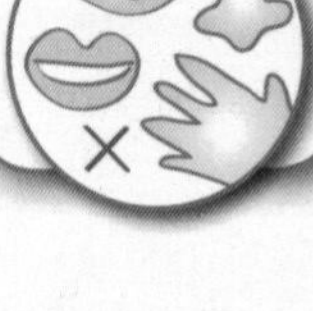

避免擁擠

減少去人潮擁擠的室內場所

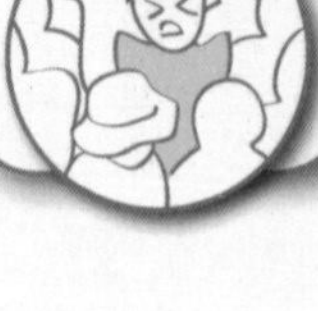

良好作息

睡眠充足、多運動、均衡飲食，增加免疫力

預防流感，按時接種疫苗最有效！

除了上述的生活習慣外，也可以藉由施打接種疫苗，讓身體達到一定的保護力。

台灣疾管署的疫苗，是依據世界衛生組織（WHO）每年建議更新的病毒株組成，而台灣普遍使用的流感疫苗，是一種「不活化疫苗」，將被殺死的流感病毒注入到人體內，讓人體可以先接觸這些病原體，產生免疫力。

「醫生，我聽新聞說，這個疫苗有副作用欸！」

在診間，許多看診病患會詢問關於流感疫苗的問題，其中最關心副作用的問題，可能是因為媒體的報導造成的心理恐慌。

事實上，疫苗與其他藥物一樣，都有可能造成副作用，根據衛生福利部疾病管制署顯示，可能產生以下常見副作用，不過這些副作用通常可以自行緩解：

◆**注射部位有疼痛、紅腫的現象。**

◆**少數人則有全身性的輕微反應**，如：發燒、頭痛、肌肉痠痛、噁心、皮膚搔癢、蕁麻疹或紅疹等，一般會在一至兩天內自然恢復。

有些人可能會有嚴重的副作用，但發生率極低，若不幸發生，通常於接種後幾分鐘至幾小時內即出現下列症狀：

◆立即型過敏反應。

◆過敏性休克等不適情況。

「醫生，為什麼我都打了疫苗，還是得到流感啊？」

這也是另一個病患經常詢問的問題，每個得流感的人都會這麼說：「我打了疫苗，怎麼還會得流感？」

施打流感疫苗並非百毒不侵，它無法涵蓋所有的流感病毒株，再加上流感病毒的易突變的特性，因此，就算接種流感疫苗後，還是可能感染其他流感病毒。儘管如此，施打疫苗後，你仍可以在感染後，減少症狀和發生嚴重併發症（如肺炎）的風險，降低死亡機率。

不論如何，定期接種疫苗是目前預防流感最有效的方式。尤其是高危險群包括慢性心肺病患、嬰幼兒、老年人以及醫護人員，都應該定期施打疫苗。

抗病防疫
歐醫師
安心小叮嚀

到底該不該打流感疫苗呢？

每年打疫苗我卻還是感冒了，打了到底有沒有用？每到了流感季節，門診詢問度總是第一名。

首先，每年流行的病毒都不太一樣，流感疫苗是由世界衛生組織預測即將會流行的病株所製成，所以每年的內容都不太一樣，沒有所謂——「今年打了，明年就不用打的這件事情！」

再者，流感疫苗保護力會因為年齡及身體狀況而異，平均約可達百分之三十至八十，一般建議老年人，孕婦以及幼童均建議施打，健康的成人則可以視自己的工作接觸，例如：長跑國外，醫療院所等均建議施打喔！

治療流感，把握黃金治療期

目前臨床上，以神經胺酸酶抑制劑為主的抗流感病毒藥物為主，分別為口服型的克流感、吸入型的瑞樂沙，以及針劑型瑞貝塔三種，根據疾病輕重來選擇使用的藥物。

輕度感染者，可選擇吸入型或口服藥物；若病況較為嚴重，有合併肺炎、腸胃功能不好的人，或是難以吞嚥口服或吸入型的藥物的人，則可選擇靜脈注射的方式，直接進入血管完全吸收，效果較快。

近年來，已經有越來越多的患者，希望可以選用靜脈注射藥物，及早緩解不適。

一般民眾感染流感之後，經常會拖延一段時間才就診，錯失了治療的最好時機。抗流感藥物越早使用，效果越好，把握四十八小時的用藥黃金時間，才可減輕症狀、縮短療程，緩解身體的不適症狀。

因此，當有流感症狀發生時，建議及早就醫接受治療，以控制病情的發展。

◆流感藥物治療種類

•**克流感**（五天口服型）

成人每日兩次，連續五天；兒童則依體重調整劑量。

•**紓伏效**（單次口服型）

只要吃一次就完成療程，適合十二歲以上患者。沒有健保給付，一顆需自費約一千六百元不等。

•**瑞樂沙**（吸入型）

一天兩次，使用五天，未滿五歲之患者不適用。

•**瑞貝塔**（針劑型）

單次點滴靜脈注射十五分鐘以上，小兒與成人皆適用。

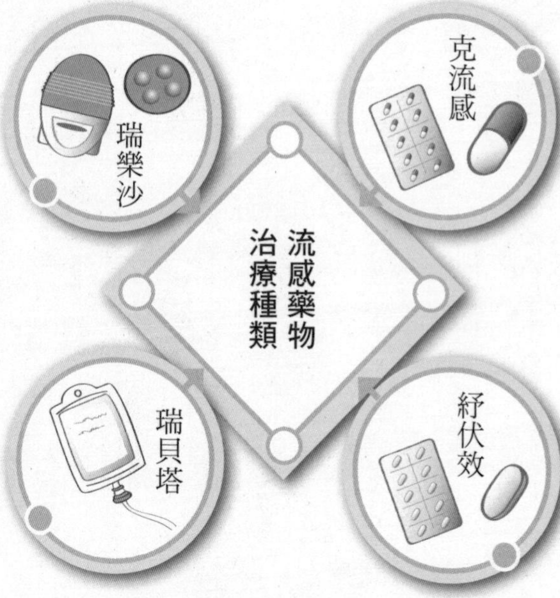

防疫安心
自救抗病

一旦意識自己發生流感的病症後，應盡速就醫，把握四十八小時的黃金時間服用藥物，才可以縮短病程，降低併發症發生的機率，千萬不要諱疾忌醫。

04

一時的疏忽，小心跟咳嗽一輩子爲伍！

預防支氣管發炎的最佳對策還是勤洗手，避免口鼻接觸到病毒。

「咳——咳——」這幾天小恩不斷咳嗽，也有鼻塞、流鼻涕、全身乏力的症狀，甚至因為劇烈咳嗽，經常在睡夢中咳醒，因為睡眠質量差，這段時間都呈現疲憊的狀態……。

以氣管、支氣管、肺臟三個部分組成的下呼吸道，當上呼吸道被病毒感染之後，沒有受到良好的醫治，病毒就會轉移陣地，繼續向下感染，而下一步首當其衝的就是氣管。

如果病毒突破下呼吸道第一道防線的「氣管」，持續感染支氣管，一旦造成了肺部的感染，便會引發更加嚴重的後果。

若是下呼吸道受到感染，隨時注意身體給的信號，例如：由乾咳轉變成濕咳，喉嚨產生痰等現象，就要提高警覺，防止病毒造成更大的傷害，造成致命危機。

感冒好不了，原來是支氣管炎在攪局

支氣管為管狀構造，具有運送空氣進出肺部的功能，人體的支氣管黏膜上有微小的纖毛，用以淨化吸入的空氣，當支氣管發炎時，受到刺激分泌過多黏液，因此，導致呼吸困難或咳嗽。

由病毒引起的急性支氣管炎，通常是暫時性狀態，若是病毒或刺激物消失後，發炎就會緩解，但如果反覆發作或治療不當，就可能轉變成慢性支氣管炎，跟著你一輩子。

每當季節交替之際，天氣忽冷忽熱，最容易感冒了。每當感冒時，總是會不斷咳嗽、有痰吐不出來，卡在喉嚨裡，令人非常不舒服。

這是因為曾經接觸過病人飛沫裡的病毒，再觸摸口鼻進入到我們的體內，病毒攻擊支氣管的黏膜，導致其受到刺激而變得腫大，空氣難以流通，造成急性支氣管炎。當支氣管發炎時，臨床症狀為急性咳嗽，可能也會有黏液或痰液、輕微發燒、疲倦、胸悶或胸痛、呼吸有雜音等症狀。

一般來說，免疫力較低的幼童跟老年人較容易罹患急性支氣管炎，青壯年罹患率較低。

另外，有菸癮的人或是工作場合會長期吸入刺激性氣體的人，也較容易罹患急性支氣管炎，而且通常這類人只要一生病，就不易恢復，原因在於他們的支氣管黏膜大多早已被破壞。

由於急性支氣管炎是病毒引起，因此目前並沒有針對病毒的療法，主要是以緩解症狀為主：咳嗽給予鎮咳劑；發燒開立退燒藥等等。大多數人症狀大概在五天之內就會好轉，不過有些人可能會疑惑，為什麼咳嗽還是好不了？咳嗽

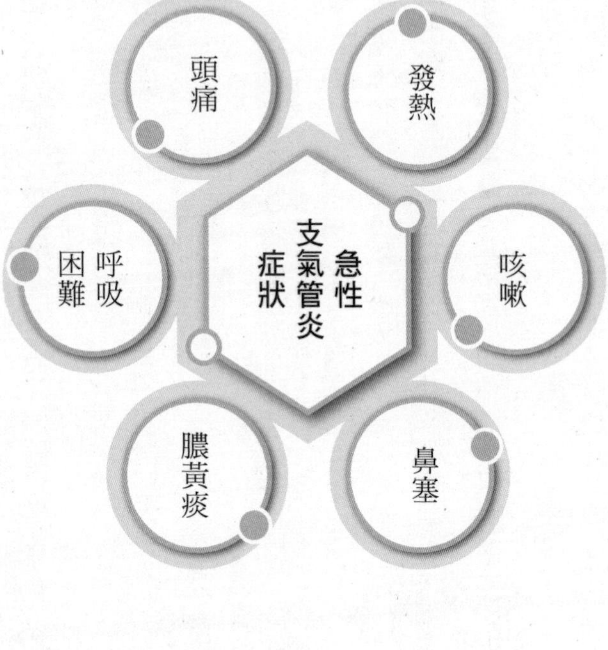
急性
支氣管炎
症狀
發熱
頭痛
咳嗽
呼吸
困難
鼻塞
膿黃痰

和痰則會再持續個兩到三週，是因為支氣管受到破壞，需要一段時間才可以恢復如常。

然而，當你發現咳嗽已經持續超過三週以上，且會咳血痰，還會發高燒，甚至呼吸困難時，就有可能是氣喘或是肺炎引起，需要盡快就醫，拍攝胸腔 X 光片，確定是否併發肺炎，免得造成更嚴重的後果。

一到冬天就咳嗽不停？可能是慢性支氣管炎！

「我一到冬天就開始咳個不停，已經好多年了……。」

在回家的路上，遇到正在咳嗽的王阿姨，她說這幾年除了咳嗽之外，喉嚨還有痰，但有時候總是咳不出來，不知道該怎麼辦才好。

慢性支氣管炎一般由急性支氣管炎轉變而成，或是因為抽菸、吸入二手菸、空氣污染等導致，哮喘、肺氣腫和其他慢性肺部疾病也會引發慢性支氣管炎。

比起急性支氣管炎經治療後，恢復效果顯著，慢性支氣管炎更加難以治癒，且容易復發。

在臨床上，對慢性支氣管炎的判定，通常是指一年之內持續咳嗽、咳痰超過三個月以上，且連續兩年的時間。

此疾病好發於四十歲以上的中老年人，其中以男性居多，原因多為吸菸、空氣汙染、長期在空氣污濁環境工作，有其他肺部疾病者也會增加罹患率，一年四季都可能發作，而且容易在寒冷天氣時發作。

關於慢性支氣管炎，可能有下列症狀：

◆咳嗽：

長期、反覆、逐漸加重的咳嗽，是慢性支氣管炎的突出表現。因為支氣管變得很敏感，常常受到一點冷空氣，或是一吃到冰冷食物、刺激性食物就會咳嗽。

病情發展較緩，初期只是冬天較易咳嗽、咳痰，夏天則較無症狀，隨著病情發展，咳嗽會逐漸加劇，終年不癒。

◆咳痰：

寒冷的季節或是氣溫驟降時，慢性支氣管患者的痰量會明顯增多，痰呈泡沫黏液狀，常因黏稠而不易咳出，或呈膿黃痰，伴有喘息，偶因劇咳而痰中帶血等，都是須要注意的症狀。

◆氣短與喘息：

在初期多不明顯，隨著病症的反覆發作，更可能併發阻塞性肺氣腫等慢性病，導致肺功能變差，逐漸出現輕重程度不同的氣短，以活動之後尤甚。不但會影響日常生活與品質，甚至增加疾病的致死率。因此，當罹患慢性支氣管炎疾病，一定要當心！

醫師會依據病人的症狀表現，給予支氣管擴張劑、類固醇、抗生素，或化痰劑等藥物來治療慢性支氣管炎；當病情延續過久，出現呼吸困難的狀況時，則必須給予氧氣治療，以維持身體適當氧合，才能改善生活品質及存活率。

總體而言，罹患慢性支氣管炎的患者最初是咳嗽、咳痰為主，後面病情惡化之後，就會表現出氣喘等症狀，到最後還會表現為慢性阻塞性肺病。一旦患有慢性阻塞性肺病，透過治療也很難恢復。因此，早期發現、早期治療是很重要的。

抗病防疫
歐醫師
安心小叮嚀

慢性支氣管炎和食物有關？

許多研究指出，包括我自身的門診經驗，慢性支氣管炎與食物過敏可說息息相關！

最常見的食物過敏種類包括：蛋、牛奶、花生、大豆、小麥、海鮮（尤其是蝦蟹類）最容易引發部分或全身性反應。另外還要注意到食物防腐劑及添加物，例如：亞硝酸鹽、己二烯酸等，都是誘發慢性支氣管炎的元凶！

日常預防保健：戒菸、遠離空汙

預防支氣管發炎的最佳對策還是勤洗手，避免口鼻接觸到病毒。當然，最好不要抽菸，因為菸會破壞我們的支氣管，更容易受到病毒感染。此外，刺激性的氣體、寒冷空氣、空氣汙染等，也會降低支氣管的防禦力。

◆**戒菸：**抽菸是造成支氣管炎的主要因素，吸菸者患病率要比不抽菸的人更高。因為香菸裡的焦油、尼古丁和氰氫酸等化學物質，會損傷氣道上皮細胞，使得呼吸道阻力增加，氣道淨化功能下降，導致抵抗力降低，從而引發慢性支氣管炎。

◆**遠離空氣汙染：**空氣中的粉塵，或工作場合中的化學物質，比如煙霧、工業廢氣等，如果過濃或長期接觸下，均會導致支氣管發炎。

◆**不接觸過敏原：**過敏性物質與支氣管炎有著密切關係，所謂過敏性物質是指粉塵、花粉、油漆、食物黴菌及蟎蟲的代謝產物。

◆**勤洗手：**可以避免咳嗽、鼻涕及手至黏膜的病毒傳播。

防疫安心 自救抗病

支氣管炎的症狀看似「普通」，然而一旦疏忽，就會是一輩子的事情，所以一旦有任何相關症狀，請一定要及時前往醫院尋求專科醫師就診。日常生活中，應採取積極的預防措施，注意居家環境的整潔、加強口鼻喉，以及四肢的保暖，多補充營養、減少接觸過敏性物質，從源頭就阻止支氣管炎的發生。

05

想要健康一生，先養好肺

看似尋常的小症狀，往往都是肺部疾病的徵兆，
若不提高警覺，最後就會變成嚴重的肺部疾病。

在所有呼吸道疾病中，影響我們最大的還是肺炎莫屬，它是我們十大死因的第三位，其中大多數為六十五歲以上的年長者，但其他年齡層的人也不可以掉以輕心！

一旦發生感冒或抵抗力下降時，肺炎就有可能趁虛而入，若沒有好好醫治，後續可能會產生嚴重的併發症。

細菌、病毒性肺炎，嚴重者致呼吸衰竭？

肺部發炎會令肺泡囊內充滿膿和水，使氧氣不能進入血液，影響到氣體交換，當血液中的含氧量減低時，身體的細胞不能正常運作，最後引發呼吸衰竭、敗

血症，最終導致死亡。

肺炎是指致病原入侵下呼吸道導致的肺部發炎反應，以「細菌性」和「病毒性」為比較常見的肺炎類型，比較少數的肺炎病患是因為真菌或寄生蟲所引起。

◆細菌性肺炎：

受到肺炎鏈球菌等典型細菌等病菌跑到肺臟當中，引起肺臟的感染，一年四季都可能發生，冬季到春季為主要流行季節。以老年人、幼童、慢性病患者最容易受到感染，不過細菌感染的肺炎可以靠施打疫苗預防。

◆病毒性肺炎：

奪走多條人命的SARS（嚴重急性呼吸道症候群）、MERS（中東呼吸症候群冠狀病毒感染症），以及二〇一九年底爆發的新型冠狀病毒肺炎就是病毒性肺炎。

◆吸入性肺炎：

吸入被細菌污染的口咽部或胃的分泌物，所造成的肺部感染，常見的包括在嘔吐後吸入嘔吐物或胃酸，或是因吞嚥功能障礙，將分泌物反覆吸入肺裡。年長者常因器官功能退化、共病症多、服用藥物增加、長期臥床、鼻胃管餵食及營養狀況不良等，成為吸入性肺炎的危險族群。

為了防止吸入性肺炎，年長者進食時，最好採取坐正，同時將頭稍向前傾，這種姿勢的吞嚥功能最好，有些中風患者無法坐起身體，便可以讓他斜躺約六十度，避免嗆到。同時還要注意進食後三十分鐘不要躺下，以免發生食道逆流，導致吸入性肺炎。

另外，食物調理成易吞嚥的形式，保持口腔清潔、吃飯時不說話，都可以有效避免產生吸入性肺炎。

肺炎奪命！除了咳嗽，還有四個症狀

頻繁的咳嗽或者是輕微的喘息，很多時候都無法及時注意，可能會覺得這是小感冒，或是隨著年齡增長出現的變化。然而，這些看似尋常的小症狀，往往都是肺部疾病的徵兆。

若不提高警覺，最後就會變成嚴重的肺部疾病，其中影響我們最大的疾病，包括肺癌、支氣管哮喘、慢性阻塞性肺疾、肺炎，以及肺結核。

了解一些肺部疾病的早期徵兆，可以幫助我們及早預防疾病的發生。

◆慢性咳嗽

咳嗽是身體正常的保護機制，它可以幫助呼吸道清除被吸入的煙、塵或異物，保持呼吸道暢通及維持肺臟功能。

所謂的「土水師怕抓漏，醫師怕看咳嗽」，這是因為咳嗽的原因很多，從抽菸、感冒，到肺結核、肺炎、肺癌等，甚至胃食道逆流等非呼吸道、肺部相關疾病都有可能，所以不容易診斷，也就不容易醫治。

一般人最感到困擾的是「慢性咳嗽」，所謂的「慢性」指的是咳嗽症狀已經超過三個禮拜，而且經過治療仍沒有見效。這是一個重要的早期症狀，預示著你的呼吸系統已經有些問題了，需要特別注意。

◆多痰

痰是抵抗感染或防禦刺激對肺部損傷的屏障，也是一種警告信號。

當有細菌進入肺臟，人體想要與之對抗的話，就是轉化成痰再咳出來，一般來說經常運動、肺活量好的人，就比較容易把痰咳出來，反之，咳不出來時，就很容易積痰，造成肺部發炎。

痰液的顏色是評斷肺部健康與否的指標之一。一般痰液呈現白色泡沫狀，就可能是慢性支氣管炎；若帶有黃色可能是細菌性感染所造成；假使痰液中含有血絲，常見於肺結核、肺癌患者。

◆呼吸困難

喘不過氣只是因為年紀變大、體力變差？

呼吸困難是一種需要比平常更用力，才能吸到空氣的症狀，令人感到十分痛苦。長時間有呼吸困難的狀況，可能就是慢性病的徵兆，例如潛在的心臟、肺部或肥胖疾病。細菌、病毒感染是喘氣、呼吸困難的原因之一，其中不乏可能致死的肺炎、肺結核，需多加注意！

◆胸痛

只要一呼吸就會痛？常見胸痛原因有心臟血管、肺臟、腸胃等因素，因此胸痛不只是心臟病的徵兆，也可能與肺部疾病有關。

當肺部疾病影響到肋膜就會引起胸痛，甚至會感到呼吸困難，在這之前可能不會有明顯的痛感，容易被忽略，因此應留意胸痛症狀，同時可能伴隨咳嗽、易喘、呼吸困難等症狀，如果發現自己變得易喘，或是慢性咳嗽三週以上，還開始有胸痛的情形，須趕緊就診。

◆胸悶

總是覺得胸口悶悶的，但不會疼痛，像是被什麼東西壓住一樣！

胸悶可能是心臟造成的問題，但是當肺臟的氧氣量不夠時，也會產生胸悶的現象，如：肺積水、氣胸等情形，因為壓迫到了肺臟而吸不到氧氣，就會感覺胸悶；如果積水量不多或氣胸情況不嚴重，就可能會延遲就醫。

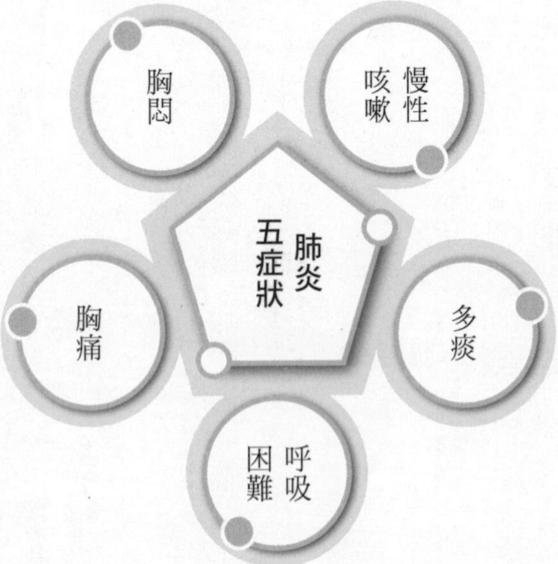

抗病防疫
歐醫師
安心小叮嚀

黴漿菌肺炎，讓人咳到只剩半條命？

很多人會忽略的慢性咳嗽，除了嚴重的疾病之外，在門診中最常見的是「黴漿菌肺炎」。

這種疾病是透過飛沫或分泌物傳染，進而對人體呼吸道產生破壞，潛伏期長，剛開始可能會像流行性感冒的症狀出現，但最不同的在於肺炎黴漿菌會造成長期慢性的咳嗽，以及反覆的低度發燒（大約三十七度多）。

另外，常見被忽略的原因是「胃食道逆流」，若排除肺炎仍繼續咳嗽時，就有可能是因為胃酸逆流至喉嚨所引起。許多人會說，他並沒有傳統的「火燒心」症狀，但根據統計發現，咳嗽是胃食道逆流「非典型症狀」的排行榜冠軍，仍不可以輕忽唷！

感冒不等於肺炎，患肺炎的七種高危險群

「醫生，我的感冒拖了好久沒有好，會不會引起肺炎啊？」

肺炎通常發生在感冒之後，所以很多人會誤以為，只要感冒拖很久，就會引發肺炎，其實這個說法並不正確。

人體在得到感冒之後，自身的免疫力就會失衡，此時肺炎鏈球菌和病毒就會趁虛而入，導致肺部發炎。所以，正確的說法應該是：「感冒還沒好，又感染了肺炎！」而不是感冒「變成」了肺炎。

肺炎在所有年齡層都有可能發生，不過仍有一些危險因子，像是吸菸、環境汙染、慢性發炎等，其中以吸菸佔據最重的比例，約莫百分之八十！或是本身為高危險群可能會提高患病風險，像是抵抗力較差的幼童或老年人，更需要特別留意。

肺炎症狀輕者，很少被注意到，嚴重者則需要住院治療，而每個人罹患肺炎的反應也會因為感染細菌的種類、年齡，與身體的免疫系統的高低，而有所不同。

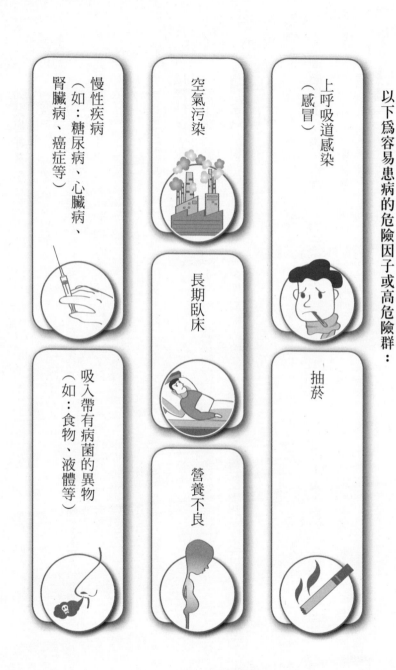

以下爲容易患病的危險因子或高危險群：

上呼吸道感染（感冒）

抽菸

空氣污染

長期臥床

營養不良

慢性疾病（如：糖尿病、心臟病、腎臟病、癌症等）

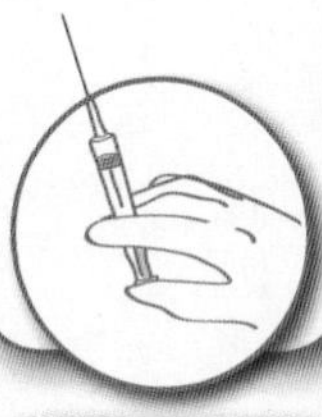

吸入帶有病菌的異物（如：食物、液體等）

肺炎會好嗎？

「醫生，我是不是得到肺炎了？」

想知道自己是否罹患肺炎，醫師須要先了解患者的病史、理學檢查，主要的診斷方式是照胸腔X光片、痰液檢查、血液檢查。

不過X光檢查只能大致了解肺部的狀況，仍無法完全反映病人的嚴重程度；痰液檢查可以協助醫師確定患者感染的致病原；其他診斷方式還有尿液檢查、流感快篩，都可以幫助醫師確診病情。

當確診為肺炎之後，許多病患的第一個疑問便是：「肺炎會好嗎？」

以現今的醫療水準來說，肺炎是可以治癒的，僅有少數患者會引起嚴重併發症的情況。

關於肺炎的治療，醫師會依照病患的嚴重程度，採取不同的治療方案。病況輕微者，便服用抗生素，再讓病人回家接受家居治療；相反地，病況嚴重者，便需留院治療，例如患者出現呼吸困難，醫師便會考慮給予氧氣，或以人工呼吸器協助換氣。

由於抗生素不能殺死病毒，因此病毒性肺炎會採取克流感療法；支持性療法是讓病患補充足夠的營養、均衡飲食，或是使用藥物減低病人症狀等，皆有助於身體恢復。

接種肺炎疫苗，降低死亡風險

年長者常因身體退化，或原本就有慢性疾病，導致免疫力較差，若是感染了肺炎，病情往往一發不可收拾。

因此，衛福部除了提供出生兩個月以上、五歲以下的孩童都可以接種公費結合型肺炎鏈球菌疫苗，也針對七十五歲以上的長者，施打免費的肺炎鏈球菌多醣體疫苗。疫苗雖然不是萬能的，但可以降低至少五成的肺炎鏈球菌的感染。

◆肺炎鏈球菌疫苗的疫苗比較表

	23價肺炎鏈球菌疫苗	13價肺炎鏈球菌疫苗
施打目的	降低人們感染肺炎鏈球菌的風險，並進一步減少病人出現併發症的機會，例如鼻竇炎、肺炎、敗血症等。	
針對菌種種類	保護範圍涵蓋二十三種肺炎鏈球菌	保護範圍涵蓋最常致病的十三類肺炎鏈球菌種
疫苗有效保護時間	大約五至十年	大約十年

施打時程	一劑，五年後考慮補打	一劑
自費價格	約一千元（依各家醫院現場價格為依據）	約三千元（依各家醫院現場價格為依據）
公費施打資格	七十五歲以上，未曾接種肺炎鏈球菌疫苗的長者，公費提供一劑	出生滿兩個月、四個月，以及一歲後分別接種一劑，共三劑
適用年齡	一般成人，兩歲以上兒童	出生滿六週以上幼兒、青少年、成人與長者
接種禁忌	一、對本疫苗任一成分過敏者 二、免疫力受損患者 三、有計劃施打免疫治療、化療者，因此須要留意施打時間	一、對本疫苗任一成分過敏者 二、免疫力受損患者
副作用	注射部位局部可能會疼痛、紅疹，一般於兩日內恢復；其他少見的反應可能有發燒、倦怠等副作用。因此，在接種疫苗後，建議在接種單位至少觀察半小時，確認無恙後再離開。	

除了疫苗之外，想要想要預防細菌、病毒入侵肺部，減少微生物進入呼吸道、並提升個人抵抗力，要從生活做起，你可以這麼做：少與病菌接觸、戴口罩、保持環境通風、均衡飲食、保持運動習慣，以及戒菸！

肺炎常來得又急又快，讓人防不勝防，重要的是平時應維持良好的生活習慣，攝取足夠營養、多運動，增強自身抵抗力，才能抵擋細菌、病毒的威脅。

防疫安心 自救抗病

肺炎位居國人十大死因第三名，若能及早就醫，治癒率愈高，若沒有好好醫治，可能會產生嚴重的併發症，如心肺衰竭等，不可不慎！

▶06

癮君子殺手——慢性阻塞性肺病

慢性阻塞性肺病是常見的呼吸道系統疾病，根據世界衛生組織預估，在二〇二〇年時，COPD將成為全球第三大死因。

六十歲的阿里自從二十歲開始抽菸後，這一抽就是四十年，每天都要抽上一包，這幾年他經常抽菸抽到一半，就會開始咳嗽，但他仍不以為意，認為是自己不小心嗆到，繼續邊抽邊咳；他還發現只是短短幾步路或是上下樓梯，很容易開始發喘，還以為是缺乏運動。

直到呼吸時常有「咻咻」聲、喉嚨咳痰，甚至常常喘不過氣後，聽了孩子們的話，到醫院就診，才發現罹患了慢性阻塞性肺病（COPD，簡稱「肺阻塞」）。

肺阻塞，破壞性的肺部疾病

慢性阻塞性肺病是一種呼吸道長期發炎、導致無法恢復的呼吸道阻塞疾病，沒有根本的治癒方法，不僅會使患者的肺臟功能惡化，身體的其他功能亦受到影響，晚期可能出現營養不良、體重下降、骨骼肌無力、精神抑鬱等，甚至出現呼吸衰竭等。

肺阻塞也會伴隨很多慢性病，導致發病率和死亡率增加，是國人十大死因之一。在臨床上，因為長期的菸癮以及空氣汙染等致病因子，導致肺部產生「慢性支氣管炎」和「肺氣腫」，是導致慢阻肺最常見的疾病。

◆**慢性支氣管炎：**支氣管內壁腫大、黏液分泌增多，出現咳嗽、咳痰等症狀，病程通常超過兩年。

◆**肺氣腫：**肺泡出現破裂，形成較大的氣囊，容易引發呼吸困難。與支氣管炎不同的是，肺氣腫的咳嗽症狀較輕微。

若患者有長期咳嗽、咳痰症狀，但肺功能檢查正常，只能視為肺阻塞高危險群，可以定期追蹤，當追蹤過程中出現氣流受限時，則可診斷為「肺阻塞」。

咳、痰、喘？肺阻塞已悄悄找上你

肺阻塞的症狀與氣喘的症狀很類似，都會咳嗽、咳痰、呼吸喘、胸悶、發出咻咻聲等症狀，但氣喘是時好時壞，肺阻塞則是持續性的情況，並且症狀會漸進式加重；氣喘患者多在夜間或清晨發生咳嗽，且咳出清痰，而肺阻塞則不固定，咳出的痰會呈現白色或淡黃色。

◆肺阻塞與氣喘的差異

由於肺阻塞與氣喘初期症狀相似，因此肺阻塞常被誤以為是氣喘發作。

	肺阻塞	氣喘
發病年齡	四十歲以上	通常為兒童或青少年
菸是否爲致病因子	是	否，沒有直接關聯
症狀	一、持續性發喘 二、咳出的痰呈現白色或淡黃色	一、偶發性發喘 二、咳出清痰
氣流阻塞	不可逆	可逆
是否會痊癒	持續惡化，只能用治療減緩惡化	維持穩定，可能會好轉

「我以前都可以一口氣爬三層樓，現在才爬半層就氣喘吁吁的！」老黃在一場老朋友的聚會裡提到最近的煩惱。

肺阻塞最標誌性的症狀，就是氣短或是呼吸困難。很多肺阻塞患者會覺得以前可以一口氣爬多層樓，現在爬幾個樓梯就喘，都是病情在進展的表現。

最初，只有在爬樓梯或爬坡時，有氣喘的現象，稍微休息就可以緩解，然而，隨著病情的發展，病患在平地活動時，就會出現氣促的現象。等到病症晚期，患者在進行日常穿衣、洗漱、進食時，都會發生氣喘的現象，甚至休息時也會感受到呼吸不順。到了最後，連走路、穿衣服、洗澡都會感到呼吸困難，生活須要倚靠他人照顧。

由於肺阻塞的病程相當緩慢，在早期也不容易察覺，往往被民眾和醫師忽略而失去最佳診斷與治療時機。

因此，任何病人如果有慢性咳嗽、咳痰、呼吸困難，或者曾有暴露在危險因子的病史時，都要考慮是否為肺阻塞。

遠離肺阻塞的第一步——戒菸

由於長期吸入香菸或其他有害微粒，將造成肺臟及呼吸道的慢性發炎，最終成為老菸槍殺手的「慢性阻塞性肺病」。

◆**抽菸、抽二手菸者：**是首要的肇因，因為會刺激呼吸道造成炎症反應及分泌物增加。根據研究統計，平均每四位抽菸者，就會有一位罹患肺阻塞，若菸齡越大，對肺部會造成更加不可逆的傷害。

戒菸是預防肺阻塞的基礎，也是找回健康的重要行動。在疾病的任何階段開始前，先行戒菸，都有利於防止病情更加嚴重。想要預防肺阻塞，就放下手中正在燃燒的菸吧！

◆**長期接觸（或暴露）職業粉塵者：**長期暴露於空汙、粉塵、煙霧，及揮發性化學溶劑的環境下，會刺激肺部發炎。包括長期被動吸菸者。

◆**年齡：**隨著年齡的增長，罹患肺阻塞的風險越大。通常診斷出肺阻塞的年齡都在四十歲以上的男性居多，也有可能是因為病情進程緩慢，早期很難被發現。

◆**氣喘：**慢性氣喘病友如果控制不佳，使得氣喘反覆發作，中年以後可能就會演變為肺阻塞。

抗病防疫
歐醫師
安心小叮嚀

心動嗎？戒菸有這麼多好處！

一、戒菸兩週至三個月，心肺功能改善、心臟血管疾病復發的機率開始下降。

二、戒菸一年後，冠狀動脈疾病危險性降低一半。

三、戒菸五年後，口腔癌、食道癌、咽喉癌危險性降低一半。

四、戒菸五至十五年後，腦中風危險性和不抽菸者相同。

五、戒菸十年後，肺癌危險性降低一半。

六、戒菸十五年後，心臟病發作機率與不抽菸者相同。

除了以上幾點，戒菸還有很多的好處，心動不如馬上行動，一起為呼吸道健康付出努力，捍衛人生的幸福！

一口氣的事：肺功能檢查

肺功能檢查主要用於檢測呼吸道的通暢程度、肺容量的大小，是肺阻塞在早期診斷時，最重要的檢查項目，也是臨床診斷的重要指標。

很多病患的胸腔X光或肺CT報告結果，都顯示沒有問題，最後卻診斷為肺阻塞。這些病患的病情通常都已經進展至中晚期，有的人甚至已經出現呼吸衰竭，才被發現是肺阻塞。所以，我們特別重視有肺阻塞危險因素的人群，定期進行肺功能檢查。

肺功能檢查，可以評估人體的肺臟總共能容納多少氣體，以及用力呼氣時，

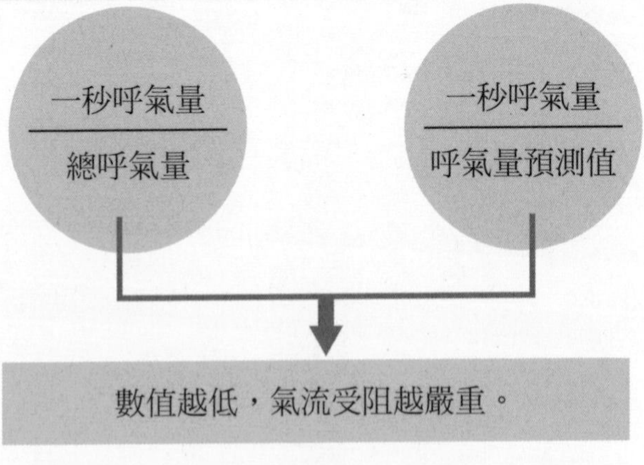

肺功能檢查診斷慢性阻塞性肺病公式

在一秒內能排出的氣體量。

當患者吸入支氣管擴張劑後，用力呼氣一秒量／用力呼氣肺活量的估計值，小於百分之七十的話，即可確診為肺阻塞。當兩個數值越低，代表氣流受阻越嚴重，當數值小於百分之七十，就可以確診為肺阻塞。

肺阻塞也可以運動？

肺阻塞的治療是一個長期過程，目前最常見的藥物有兩種，一種是支氣管擴張劑，能夠放鬆呼吸道的平滑肌，一種是類固醇，用以減少呼吸道發炎反應。同時，在用藥之後，呼吸比較通暢時，可以進行一些力所能及的運動，配合醫生的囑咐，維持病情穩定、提高生活品質。雖然目前無法完全根治肺阻塞，但接受適當治療就可以減緩症狀，以及惡化速度，避免後續衍生出心血管疾病、肺癌、憂鬱症等併發症。

運動可能會加劇氣喘的症狀，使得患者不想運動，為了避免不適，甚至連家屬也認為不運動比較好，以免發生緊急狀況，然而，這是個錯誤的迷思。所有肺阻塞患者都可以從長期規律的運動鍛鍊中，獲得助益，應鼓勵患者進行適量的運動。根據病情嚴重程度，選擇散步、打太極拳、快走、游泳等運動方式。不過，請記得，無論是任何運動，剛開始時都要採用漸進式——從短時間、低強度做起，對於肺阻塞患者來說更是如此。

肺部復健訓練，改善肺部功能

董氏基金會致力推廣的肺部復健訓練，動作簡單，人人都適合，一般人可以站著做，行動不便的長者或患者，也可以坐著進行。肺部復健運動，包含肺部呼吸訓練與肺部運動訓練，能夠減少二氧化碳累積在肺臟中，改善患者的肺部功能、緩解呼吸困難的症狀。

◆肺部呼吸訓練——噘嘴式呼吸與腹式呼吸

患者學會噘嘴式呼吸與腹式呼吸的正確運動方式，每天最少三次，每次十分鐘，經常練習，就可以減少呼吸的頻率和增加潮氣容積，降低病患焦慮不安。

・噘嘴式呼吸

重點在於保持吐氣時間為吸氣時間的兩倍，也就是說，只要掌握「吸吸吸、吐吐吐吐吐吐」的節奏，就可以輕鬆進行訓練了。

步驟一：用鼻子吸氣，在內心默念「吸、吸、吸」，並配合節奏用鼻子做深吸氣。

步驟二：用嘴巴吐氣，像是要吹熄蠟燭姿勢，再默念「吐、吐、吐、吐、吐、吐」，並照著節奏吐氣。

・腹式呼吸

剛開始練習腹式呼吸時，以手輕放在小腹，感覺腹部隨吸吐而起伏，很快便可以習以為常。要點是在吸氣時，把腹部鼓起，呼氣時，把腹部縮回。

步驟一：半坐靠在椅背上。一手放在胸部，另一手放在腹部。

步驟二：用鼻子深吸氣至腹部（胸部維持挺胸原狀，腹部鼓起），憋氣兩秒後，再慢慢吐氣，讓腹部自然收縮（可以配合噘嘴呼吸訓練法）。

◆肺部運動訓練——上肢訓練、下肢訓練

可以促進全身循環，幫助肺部擴張，

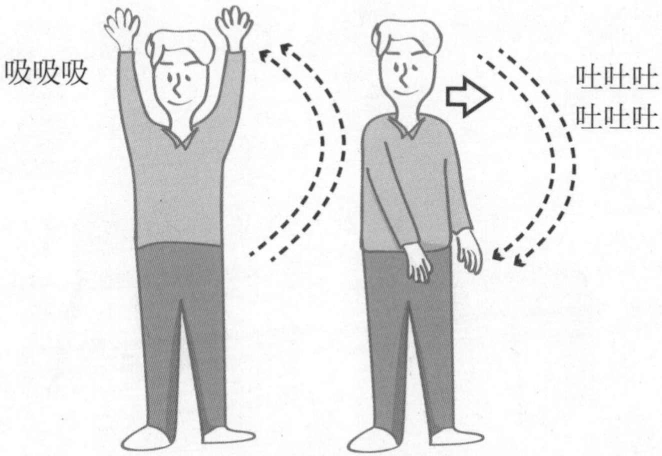

上肢運動訓練

有利病人的康復。

• 上肢運動訓練

步驟一：呈現站姿，並將雙手伸直舉高，內心默念「吸吸吸」，並同時用鼻子依照節奏深吸氣。

步驟二：噘嘴，並按照節奏「吐吐吐吐吐吐」慢慢吐氣，同時將雙手慢慢放下。

步驟三：接著坐在椅子上，同樣將雙手舉高，配合節奏「吸吸吸」用鼻子做深吸氣。

步驟四：噘嘴，並按照節奏「吐吐吐吐吐吐」慢慢吐氣，並將雙手放下，同時慢慢彎腰。

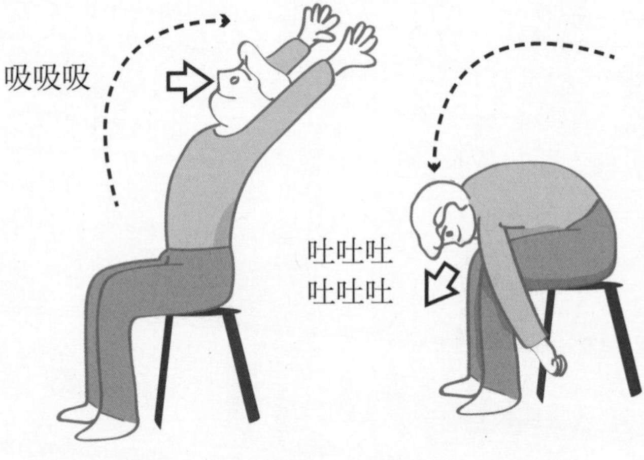

上肢運動訓練

・下肢運動訓練

可以尋找離家近的公園或學校操場，跨開腳步慢走，按照噘嘴式運動的節奏，用鼻子深吸氣，在內心默念「吸吸」，噘嘴並按照節奏「吐吐吐吐」慢慢吐氣。【註】

不論是不是肺阻塞病患，都要養成良好的運動習慣，這麼一來，就可以有效改善呼吸困難、通氣不足的問題，暢通呼吸道，還能增加活動範圍，與運動的耐受性，提高生活品質！

【註】肺部復健訓練參考自董氏基金會。

防疫安心
自救抗病

雖然目前無法完全根治肺阻塞，但接受適當治療就可以減緩症狀，以及其惡化速度，避免後續衍生出心血管疾病、肺癌、憂鬱症等併發症。想要預防肺阻塞，就放下手中正在燃燒的菸吧！

Part 2

家醫科醫師安心駐診

護心防病，平衡免疫力，遠離心臟血管系統病變

高膽固醇、高血壓、糖尿病、肥胖和抽菸，一般被認為是「五大風險因子」，其實這只是參考指標。因為導致心臟血管疾病的真正成因，是出在血管內皮、發炎、氧化壓力（自由基損傷），以及自體免疫損害身體動脈的結果。

本單元用淺白字眼，讓讀者一次了解問題癥結，並且進而控制、遠離這些致命因素，才能真正遠離心臟血管病變，還你一顆健康的心臟！

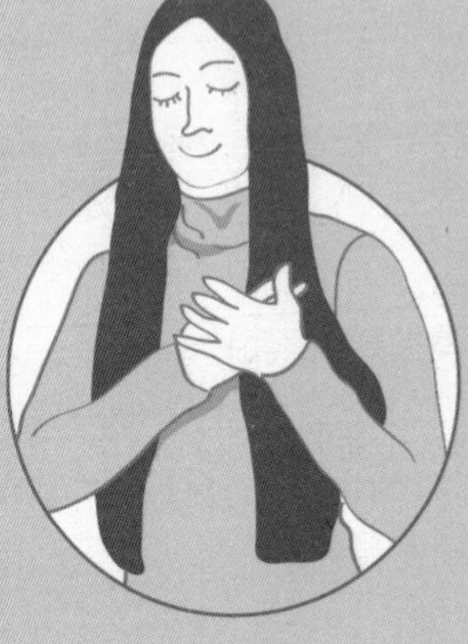

01

呃，我的心好痛！
——原來心臟病是這樣來的……

健康心臟負責全身的血液循環，然而，一旦血液循環不順暢，「換氧旅行」的過程受到阻礙，不只會併發出心臟血管問題，就連全身器官都會連帶受到影響。

「為什麼我也會罹患心臟病？我還是鐵人三項的選手！」相信是許多民眾心中的疑問，特別是多數青壯年的健檢還是藍字呈現。

「啊！我的心好痛……。」西施捧心的年代已經不流行了，但是來到二十一世紀的當代，你沒聽錯，剛過三十歲的上班族小君老是天天喊心痛。

她並沒有失戀，還有一位穩定交往的男朋友，只是近期發現走沒幾步路就容易喘，心臟經常莫名跳得厲害，胸口也常常一陣疼痛，經檢查後，發現是血管堵塞，血液供氧不足，嚴重的話恐會引發猝死，正是心臟病的徵兆！

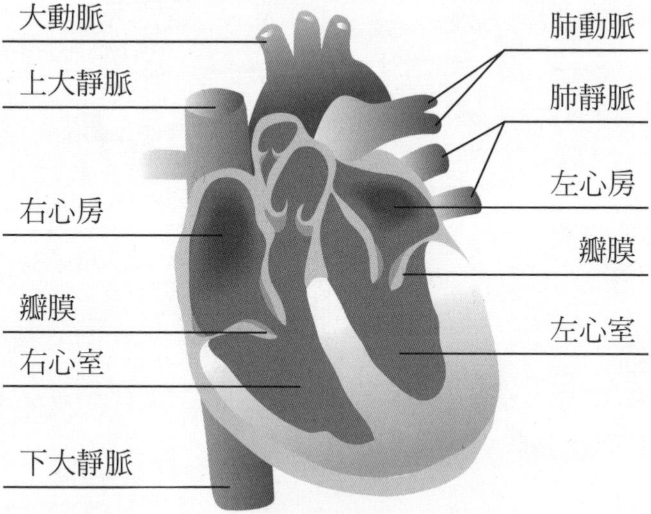

人體心臟圖

國人十大死因亞軍，從「心」說起

根據二〇一九年衛生福利部統計國人十大死因，癌症（惡性腫瘤）仍然高居第一位，接著依序為心臟疾病、肺炎、腦血管疾病、糖尿病、事故傷害、慢性下呼吸道疾病、高血壓性疾病以及腎炎、腎病症候群及腎病變、慢性肝病及肝硬化。其中，心臟疾病就高居第二位，持續威脅著廣大民眾的健康。

整合醫學將人體視為一個整體，各個器官都互有牽動，延續前面呼吸系統問題，心臟會因為呼吸道與肺部感染問題，而引發延伸性的連鎖效應，像是中

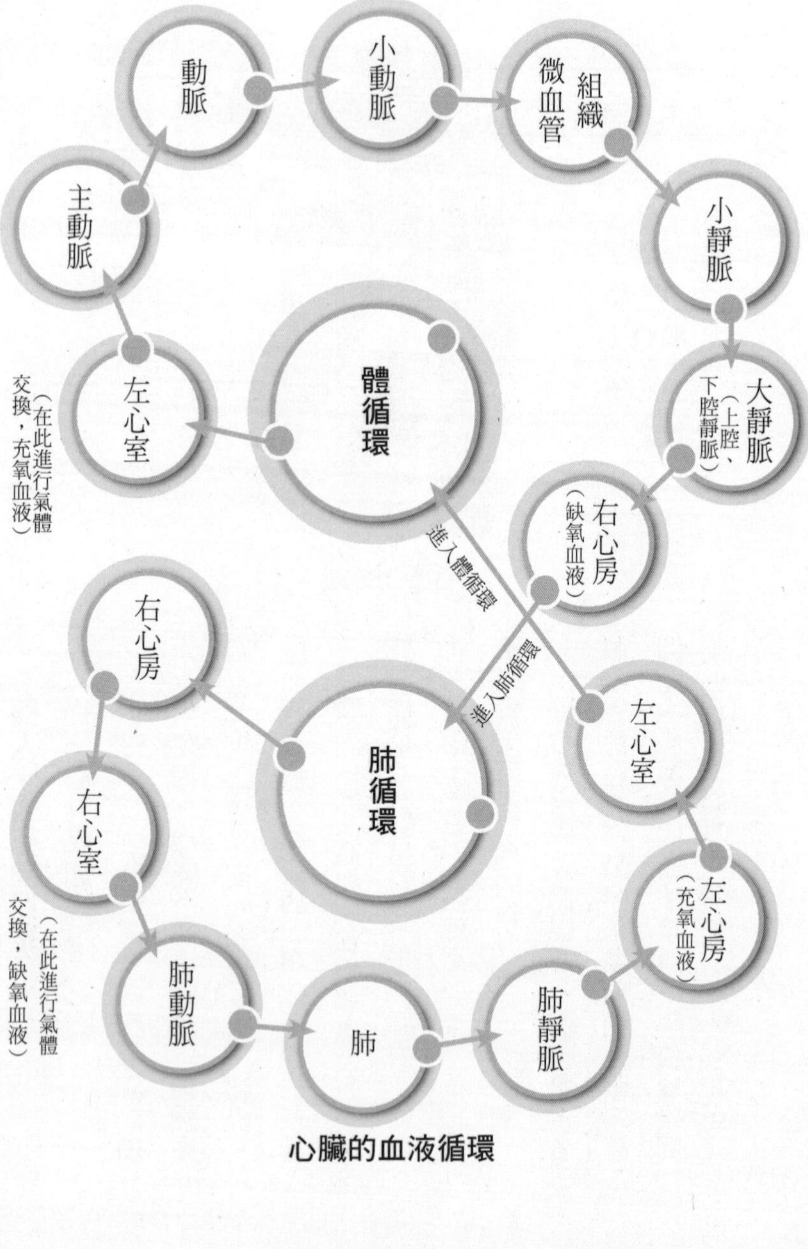
動脈
小動脈
組織
微血管
主動脈
小靜脈
左心室
（在此進行氣體交換，充氧血液）
體循環
大靜脈
（上腔、下腔靜脈）
右心房
（缺氧血液）
進入體循環
進入肺循環
右心房
左心室
右心室
肺循環
（在此進行氣體交換，缺氧血液）
左心房
（充氧血液）
肺動脈
肺
肺靜脈
心臟的血液循環

風、猝死、心室顫動、失智和自體免疫疾病等。

人類心臟位於胸部縱隔腔的中間偏左的位置，大致分為四個腔室：左右心房（上半部）、左右心室（下半部），以及分別連接的動脈與靜脈；主要推動血管的循環（分為體循環和肺循環）。血液供及身體所需的氧氣和養分，同時移除代謝中衍生出來的廢棄物。

現在，讓我們跟著一滴血液去旅行吧！

關於健康心臟負責全身的血液循環，依著「體循環」、「肺循環」完成血液換氧與新陳代謝功能，簡單運行途徑如下：缺氧血液經上腔和下腔靜脈，回流右心房，進入右心室。右心室將缺氧血泵入肺臟，進行氣體交換，而後將充氧血回到左心房，經左心室，輸送至全身。血液透過雙循環，完成了氧氣的交換與輸送。

然而，一旦血液循環不順暢，「換氧旅行」的過程受到阻礙，不只會併發出心臟血管問題，就連全身器官都會連帶受到影響。

五大風險因子，各個都是佼佼者

過往文獻指出，以下五種身體情況與行為，是誘發心臟血管疾病的致病原因：高膽固醇、高血壓、糖尿病、肥胖和抽菸。

◆高膽固醇——

「天啊！你每天都吃這麼油嗎？不怕身體裡面也變得一樣油膩膩！」

膽固醇一種像是脂肪的物質，不溶於水，大部分的膽固醇都是由肝臟製作出來，正常量的膽固醇有助維持生理機能的運作。

根據美國醫學界文獻研究，血液中的膽固醇濃度若是超過 240 mg/dL，則屬於高膽固醇血症，恐引發血壓升高、血管硬化，輕微時會感到頭暈、腦霧、身體老是充滿疲憊感、活力下降，嚴重則導致心絞痛、心肌梗塞、心衰竭、腦中風、猝死等問題。

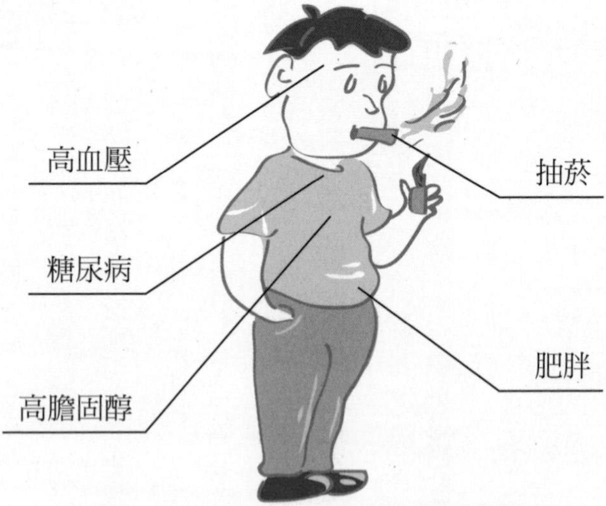

一般認為心臟病的五大風險因子

透過飲食調整、營養控管，可以改善膽固醇的濃度：

一、減少攝取高膽固醇、飽和脂肪、反式脂肪的食物，例如紅肉、動物內臟、海鮮、麵包、餅乾等。

二、多吃高纖蔬果，以及富含 Omega-3 脂肪酸的魚類油脂，有助提高代謝、降低膽固醇。

三、改變生活方式，戒菸（尼古丁）、少飲酒，減少晚睡晚起機率，保持身心平衡。

四、每日進行規律運動，可以幫助身體代謝循環，維持健康的體重。

另外，醫師可能會評估開立降膽固醇的藥物，同時降低心血管相關疾病的發生，然而藥物總是最後的手段，而且可能併發相關後遺症，像是潮紅、噁心、便祕、下痢、痙攣、失眠等。

抗病防疫

歐醫師

安心小叮嚀

膽固醇，其實是無辜的罪人？

目前越來越多的研究指出，膽固醇其實是無辜的罪人，對於產生心血管疾病，膽固醇不是唯一決定的因子，但大家都希望它越低越好。

一般所熟知的「壞膽固醇」低密度脂蛋白（LDL-C），其實還可以再細分成大顆的以及小顆的。當小顆的低密度脂蛋白（LDL）比較多的時候，才會比較容易遭受到攻擊，沉積在血管，造成心血管疾病。攻擊從哪兒來？主要是體內正在「發炎」所導致。

所以，膽固醇不是越低越好，要了解膽固醇是大顆還是小顆，以及控制發炎唷！

◆高血壓——

「你給我站住，沒說清楚之前，誰都不准離開！」老王和老孫本來是多年好友，都已經做人家爺爺的他們，卻因為一件小事吵得不可開交，結果老王就要一陣激動中，突然暈厥倒下，令老孫也相當得自責。

經過送醫治療後，醫師診斷是因為血壓突然飆高，才引起的症狀，所幸後來慢慢甦醒過來，一切只是虛驚。血壓是心臟收縮時將血液泵入血管，加諸於血管壁的壓力，以毫米汞柱（mmHg）為單位，心臟收縮時的壓力指數稱為「收縮壓」，心臟舒張時的壓力指數則稱作「舒張壓」。

衛生福利部國民健康署指出，根據血壓量測數值可得出以下四種血壓情況：

單位 mmHg	正常血壓	高血壓前期	第一期高血壓	第二期高血壓
收縮壓	<120	120—139	140—159	160以上
舒張壓	<80	80—89	90—99	100以上

若是血壓過高的話，會引發耳鳴、噁心、出汗、血尿、頭痛、癲癇、視力模糊、心律不整、肌肉痠痛等症狀。

一般而言，當情緒壓力過度緊繃，或是飲食高油重鹹、吸菸、喝酒等，都容易造成血壓升高。因此，若能控制健康飲食，藉由呼吸冥想或瑜珈運動等，進一步調整情緒，減少發脾氣的機會，就能夠找回安穩的血壓值。

抗病防疫
歐醫師
安心小叮嚀

什麼時候吃血壓藥比較好？

根據醫囑，血壓藥常常是早上服用，但根據最新的研究，有的人在休息之後，半夜血壓下降幅度並不好，就是所謂的「夜間血壓」控制不良，醫學上稱之為「Non-Dippers」，所以常常看到半夜出現中風的新聞報導，就是因為半夜仍然在高血壓！

若往往在早上起床量血壓時，發現血壓都是偏高的，吃了藥下午變成正常，會建議與醫師討論，是否將血壓藥改到睡前唷！

◆糖尿病——

「啊！我的視力怎麼最近變得那麼模糊呢？」正值三十多歲的敏儀，是公司的業務經理，平日總要與客人應酬交誼，由於經常外食又不固定，愛吃麵包、也愛喝手搖飲，後來經眼科醫師評估並進一步轉診，才發現罹患糖尿病了！

糖尿病是一種代謝性疾病，當體內胰島素分泌不足或作用不良，引起醣類、脂肪及蛋白質等營養物的代謝異常，導致血糖長期高於標準值，就會造成身體的致命傷害，顯現於外有「三多一少」的症狀：吃多（不正常的飢餓）、喝多（不正常的口渴）、頻尿（不正常的多尿），體重卻下降（不正常的體重減輕）。

此外，糖尿病患者的家屬，同樣罹患此症的機率，也比起其他人高出五倍以上，由此可以了解家庭飲食是其中的關鍵。

老話一句，預防勝於治療！糖尿病可以透過事先預防保健，避免走到更危險的健康危害，若是引發急症問題，就可能會產生昏迷、細菌感染休克等；衍生的慢性病症如冠心病、視網膜病變、失明、中風、組織壞死須要截肢，或是腎衰竭，未來就需要長期洗腎，不可不慎啊！

同樣地，透過飲食調整、營養控管，可以幫助遠離糖尿病威脅：

一、飲食調理：透過諮詢營養師規劃日常均衡飲食，少吃白糖、白麵、白米，可以降低醣類食物影響血糖的變化，並維持正常體重。

二、運動管理：養成規律的運動，幫助促進胰島素在體內的作用而降低血糖，透過快步走、爬樓梯或爬坡，可以提升心臟代謝率。除此之外，放輕鬆與充足睡眠，也是相當重要的一環。

◆**肥胖——**

「嗶！戰勝體脂肪訓練營開跑！」當體內膽固醇增加，最明顯的就是整個人會像吹氣球一般，肥胖成了現代人的常見流行病，不管男女老少，每個人似乎都在和它奮戰。然而，吃不胖的瘦子，也不能掉以輕心，很有可能體脂肪（膽固醇）已經快要破表而不自知！

標準體重範圍：

—男性：（身高 (cm) − 80）× 70% ＝標準體重

—女性：（身高 (cm) − 70）× 60% ＝標準體重

過度肥胖，將帶來難以想像的人體傷害，已經成了二十一世紀重要公共衛生問題之一，包括糖尿病、高血壓、心臟血管問題，也容易誘發癌症、自體免疫疾病等問題。

自我檢測一：標準體重範圍

世界衛生組織建議體重應控制在標準體重範圍內，可透過自我檢測方式，評估是否有失控的現象。

自我檢測二：身體質量指數

世界衛生組織建議以身體質量指數（Body Mass Index, BMI）來衡量自身的肥胖程度，計算公式為體重（公斤）除以身高（公尺）的平方，國民健康署

BMI 值計算公式：

BMI = 體重（公斤）/ 身高^2（公尺^2）.

假設一名 70 公斤的人，身高是 175 公分，則 BMI 為：70（公斤）/1.75^2（公尺^2）=22.8（此數值在標準範圍內）

—健康體位：$18.5 \leqq BMI < 24$

—過輕：$BMI < 18.5$

—過重：$24 \leqq BMI < 27$

—輕度肥胖：$27 \leqq BMI < 30$

—中度肥胖：$30 \leqq BMI < 35$

—重度肥胖：$BMI \geqq 35$

進一步統計指出，成人ＢＭＩ應維持在十八・五（kg/m^2）至二十四（kg/m^2）之間。

自我檢測三：體脂肪

體脂肪率是指「人體脂肪」與「體重」之百分比，由於體脂肪無法通電，肌肉與水分容易通電，因此，將微電量通過人體，就可以測得體內脂肪的比例。

根據行政院國民健康局研究，訂定國人的體脂肪率標準值，若是成年男性（以三十歲為依據）體脂肪率超過百分之二十五，成年女性超過百分之三十就是肥胖。

想要避免過度肥胖，除了過於嚴重的情況，通常不建議使用藥物或手術治療，可以透過以下飲食控管、生活習慣達到健康平衡的調整：

一、少吃高糖、高鹽、高油脂食物，減少炸烤煎，調整為水煮、清炒的烹調方式。

肥胖狀態：

30 歲以下男性≧ 20%、女性≧ 25%

30 歲以上男性≧ 25%、女性≧ 30%

二、多攝取全穀雜糧、高纖蔬果，增加腸胃蠕動與代謝，並定期做好體重控管。

三、健康快樂動，根據「333運動法」，每週至少運動三次，每次至少運動三十分鐘，每次運動後的心跳速率達到每分鐘一百三十次以上，就能提高身體代謝量。同時，飯後可以多走動，前往公園慢步促進消化。

針對以上五大風險因子，若能透過生活調整、飲食控管、情緒紓壓的三管齊下，順利遠離相關的致病威脅，就能讓胸口不再老是處於喊痛的狀態！

防疫安心
自救抗病

想要避免心臟病的五大風險因子，除了過於嚴重的情況，通常不建議使用藥物或手術治療，可以透過飲食控管、生活習慣達到健康平衡的調整，但若評估身體需要進一步治療，可以諮詢家醫師或尋求專科醫師的協助。

▶02

中風頻傳，原來是內皮斑塊惹的禍？

不想讓自己老是處於天旋地轉的暈眩狀態，
就要顧好自己的心臟。

「天啊，怎麼感覺地板在搖晃？地震了嗎？」

在廣告公司上班的小君，近日卻老是覺得眼花心悸，一直以為是工作太累導致，後來透過心電圖檢查，醫師竟發現可能有血管堵塞問題，小心引爆中風危機！

當你發生頭暈目眩的現象，可能是心臟在向你抗議了。

根據醫學報導，若是經常感到胸悶、疲憊、頭暈、失眠、呼吸急促等情況，心臟也可能正在發出求救訊號，告訴你血管通道可能已經發現堵住現象。

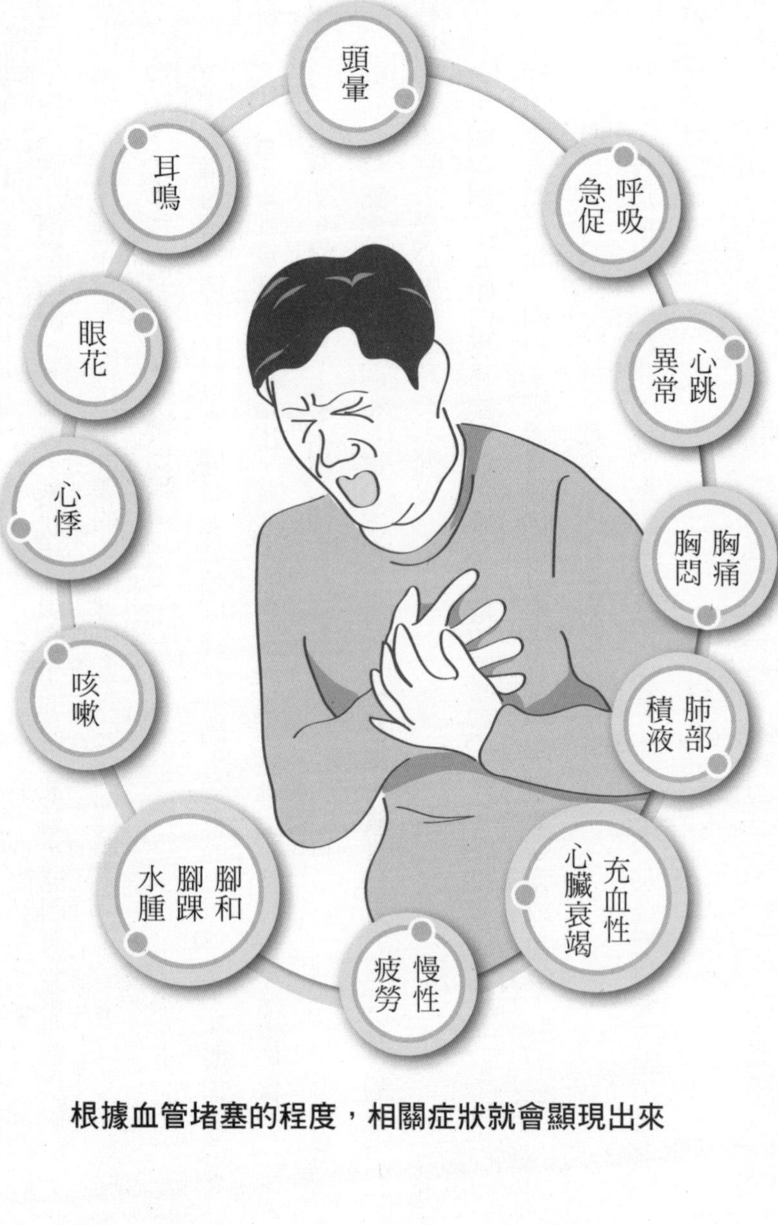

根據血管堵塞的程度，相關症狀就會顯現出來

內皮破口，大火燒向心臟

上篇提到，高膽固醇、高血壓、糖尿病、肥胖和抽菸，都是可能引發心臟血管疾病的因素之一！所以，沒有以上這些問題的人，就不會有心臟的問題了嗎？

等一下，事情沒有你想的那麼簡單。

美國心腦血管疾病專科醫師，同時兼具臨床營養學碩士背景的——馬克・休斯頓醫師（Mark Houston, MD）研究指出，假使「五大風險因子」都受到良好控制，等於保證不會得到心臟病，實際上是一則美麗的謊言。

同時也披露出，真正的問題其實是出在心臟內皮的刮傷，讓身體處於慢性發炎的惡性循環，才是引爆心臟病的真正主因！

你可能會問，心臟內皮為什麼會刮傷？又是如何造成心臟的危害？

如果把身體當作一間房子來看，我們可以把「具備五大風險」當成是房子外頭在失火，而「具備慢性發炎」等於這把大火已經燒到房子裡面了！

其中，讓這把火越燒越旺的可怕燃料，正是自由基、氧化壓力、免疫功能失調、血管動脈受損等。

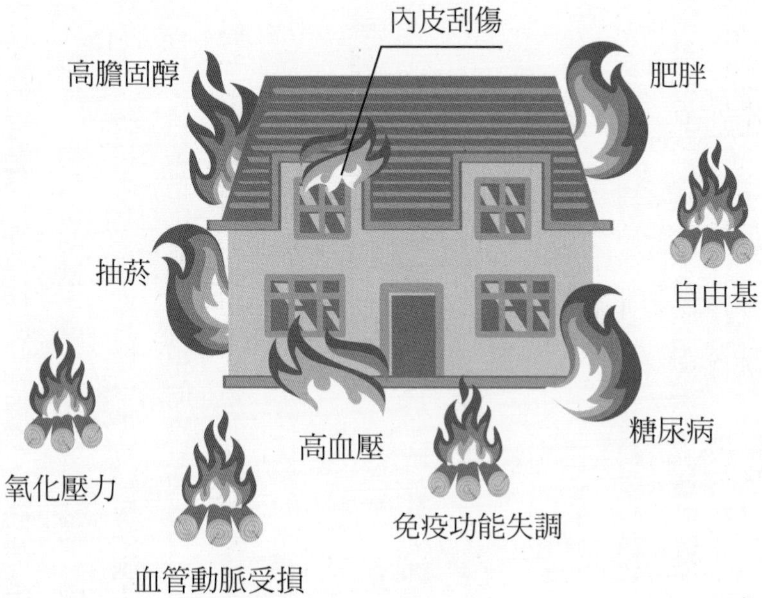
內皮刮傷
高膽固醇
肥胖
抽菸
自由基
糖尿病
高血壓
氧化壓力
免疫功能失調
血管動脈受損

原來，五大風險因子僅能當作「外源性」參考指標，它們都是造成身體發炎的原因，然而一旦身體走到「內源性」的致病關鍵，就會正式啟動破壞心臟的惡性循環，開打的免疫系統將失去辨識能力，持續卡在「戰備狀態」，將好壞細胞全部通殺。

內皮就在整個過程中，持續遭受破壞，刮傷的內皮使得管道出現破口，血液和血管之間失去了阻擋和屏障，導致細胞侵入動脈中，進而使這些斑塊物質沾黏在受傷部位，影響血液輸送與正常循環，成為心臟病和各種退化性疾病的元凶。

斑塊沉積、堵塞血管，造成中風

「醫師！請你救救我的兒子。」一名中年婦女在病房外，神情哀戚哭喊著。原來是她才四十多歲的兒子，竟然因為下班回家後，一時暈厥倒地，竟然就此昏迷不醒。追溯整件事的起因，其實就是心臟病發作。

心臟病大致可分為四大類：先天性心臟病、風濕性心臟病、高血壓性心臟病和冠狀動脈心臟病。然而，大多數心臟病發作，主要由冠狀動脈心臟病（以下統稱冠心病）所引起，原先供應心臟血流的冠狀動脈，因為脂肪或毒素沉積成斑塊，而造成堵塞（血栓）。

斑塊（毒斑）是由脂肪、氧化膽固醇和脂肪、發炎細胞、免疫細胞等黏性物質，在血管內慢慢堆積而成，減緩並阻止血液流向心臟。

當斑塊最終破裂，致使心臟缺氧，就是所謂的冠狀動脈栓塞或冠狀動脈阻塞。

關於斑塊沉積造成的病變，最讓人害怕的就是中風。

中風又可分為兩種，一種是出血性中風，即血壓控制不好，血管壓力太大，造成血管破裂；另外一種是缺血性中風，內皮的斑塊掉落，跑到比較細小的血管處，造成堵塞，當血液流不過去，該處的組織就會壞死，進而造成中風。

中風種類	可能症狀	致病原因	預防與治療方式
出血性中風	沒有症狀或症狀不明顯	血壓控制不好，血管壓力太大，造成血管破裂。	留意三高、均衡飲食，同時調整作息，避免熬夜與過勞，並由醫師評估開立抗血栓等藥物。
缺血性中風	身體麻痺、口歪眼斜	內皮的斑塊掉落，跑到比較細小的血管處，造成堵塞，當血液流不過去，該處的組織就會壞死，進而造成中風。	留意三高、控制體重，平日著重提升身體抗氧化能力，修護並維持血管內皮的健康。

根據統計，大約有八成患者屬於缺血性中風，過去治療方式，都把主力放在控制血壓上頭，反而疏忽了斑塊的問題。回到整合醫學的角度，重新聚焦在斑塊控制，也就是——維持血管內皮的健康，才能防患為先。

預防中風，從內皮保養做起

因此，想要讓自己遠離中風的侵擾，首先要控制血壓，預防出血性風險；第二要維持血管內皮的功能健全，避免斑塊產生。一般主流醫學的做法是開立抗凝血劑，盡量讓患者不要產生斑塊、暢通淤塞血管，然而就預防及整合醫學的角度而言，著重在照顧血管內皮，當血管維持平滑的狀態，就不會造成堵塞，可以從日常生活做起：

◆定期健康檢查：

可以透過定期的檢驗方式，包括驗血、量血壓、心臟超音波、頸動脈超音波、磁振腦血管造影等，都可以了解心臟血管的健康狀況。

◆養成固定運動習慣：

良好的運動可以增加心肺功能，提高新陳代謝率，維繫身體正常的血液循環，避免血管硬化等病變。

◆天天營養五蔬果：

控制體內血糖濃度，高血糖會造成血管壁的老化，減少含糖食物，並且藉由纖維的攝取，有助提高毒素代謝與排出，達到身體健康。

◆減少壞油的攝取：

多多攝取富含 Omega-3 的好油，地中海飲食法推崇的橄欖油，以及台灣盛產的苦茶油，有助減緩身體發炎指數。美國高血壓專科醫師馬克．休斯頓也指出，透過營養素的補充，能夠降低身體發炎，有助減緩和逆轉心臟血管的病變。

以下摘選三種重要的營養素，進一步協助內皮修護：

◆天然抗氧化劑，清除氧化自由基

若是血糖代謝不良，容易造成心血管及組織細胞的損害，甚至包括神經細胞的受損。研究指出，柑橘類水果的萃取物，可以降低高血糖的併發症風險，如視網膜病變、腎臟病變及神經病變等，這可能是當中具有抗氧化作用的異黃酮及維生素 C，它們可以清除氧化自由基對眼睛、腎臟及神經的傷害。因此，多吃含維生素 C 等抗氧化劑豐富的食物，也是幫助對抗氧化壓力、促進健康的好選擇。

◆**輔酵Q_{10}（Coenzyme Q_{10}），提供體內有效的抗氧化保護**

一種人體可以自行合成的營養素，除了可以提供體內有效的抗氧化保護之外，同時也是細胞產生能量的重要推手，過去被大量使用在心臟專科的處方單中，適用於強化心肌功能。因為心肌需要不停搏動會消耗大量能源，輔酵Q_{10}可以強化心肌細胞的生命力。在其他組織細胞也同樣仰賴輔酵Q_{10}，來維持能量供應。身體自行合成的輔酵Q_{10}會隨著身體（年齡）的老化，而逐漸降低甚至不足，另外，長期使用（史）他汀類（statin）降血脂藥物的人，體內Q_{10}的合成能力也會跟著降低。

◆**銀杏（Ginkgo biloba），有助抗氧化、抗發炎、抗血栓**

在日本、韓國等高緯度國家是十分常見的植物，也是功效卓越的保健食品。銀杏的果實是一種烹調食材，在中國菜單上稱之「白果」，然而銀杏葉才是最具醫療價值的所在，銀杏葉中含有豐富萜鐵類植化素、類黃酮及原花青素，萃取後使用可以抗氧化、抗發炎、抗血栓，同時能有效改善末梢血液循環。

人體五臟六腑相互關聯，當一個器官有了缺損，連帶其他器官都會受到影響，因此治療上不能只著重一處，需要全面審視，透過日常飲食上的調養，可以幫助身體抗發炎、抗氧化，進而修護內皮細胞，重新建立心臟的防火牆。

抗病防疫
歐醫師
安心小叮嚀

血管內皮的無聲殺手：同型半胱胺酸

研究顯示，百分之十的冠心病患者與同型半胱胺酸升高有關！輕中度升高可引起心血管疾病的死亡危險性增加四至六倍，因此，目前將高同型半胱胺酸血症視為動脈粥樣硬化和冠心病的一個獨立危險因素。

同型半胱胺酸會造成血管內皮損傷，使得膽固醇被卡在損傷的位置，體內在發炎的狀況下，造成血管病變。除了定期的膽固醇檢測之外，建議將同型半胱胺酸列入必須的檢測之中唷！

防疫安心 自救抗病

心臟病的真正的問題，其實是出在內皮刮傷，當血管堵塞、卡住，就會有中風的危機。因此，除了平日留意五大風險因子，可以藉由飲食調整與適當補充營養素，做好內皮保養工作。

03

意外猝死頻傳，原來出在心室顫動？

心室顫動引發心肌梗塞，
歸咎成因，竟然是因為身體過勞！

「快，快！大樓失火了，趕快出來！」巷弄裡突然竄出熊熊烈火，一抬頭看，靠近起火點的整棟幾乎都燒了起來。所幸通報得早，消防人員搶救迅速，終於把火舌控制下來，只有一些輕微的嗆傷。

「趕快叫救護車，有人昏倒了！」沒想到，樓上一名三十多歲的年輕女性，卻因為過度緊張、心跳搏動過快，引起心臟病發而暈厥，險些失去生命跡。

後來，經檢查證實這名小姐本身早有心律不整的問題。

過勞導致心室顫動，年輕族群猝死主因

二〇一九年，藝人高以翔驚傳在實境節目中，因跑步暈倒昏迷，最後猝死，經診斷死因為「心源性猝死」。

因此，很多人都在問，有些人因為早有心律不整病史，所以有機會提早預防，但那些過去並沒有什麼心臟疾病的人，為什麼會發生這種可怕的事情呢？

正因為心律不整並不一定有著明顯症狀，好發在任何族群與年齡，可謂是一名隨機且致命的無聲殺手。

過去也常看到媒體報導，正值壯年的商業主管因長期加班，或是場上不斷

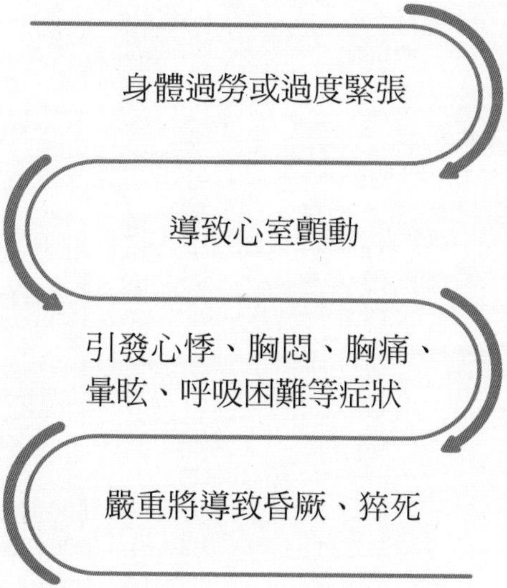
身體過勞或過度緊張
導致心室顫動
引發心悸、胸悶、胸痛、暈眩、呼吸困難等症狀
嚴重將導致昏厥、猝死

訓練的體育選手，卻在一次運動過程中昏倒、失去呼吸心跳的案件，這也就是所謂的心室顫動（Ventricular fibrillation），一種心跳節律失常，使心臟電傳導系統出現問題，等於心臟正處於發抖的狀態，恐有致命危機。

歸咎成因，竟然都是因為身體過勞！

你也許不知道，「過度疲勞」也是一種病。二〇一九年，世界衛生組織正式將「過度疲勞」（Burn-out）定義為「慢性綜合症」，指過勞或職業倦怠屬於一種「職業現象」（Occupational Phenomenon），同時納入新版《國際疾病分類手冊》，可見國際上已經開始關注到這項健康議題。

如今，心臟病早已經不是中老年人的專利了，有些人可能罹患輕微的先天性心臟病，一直沒有被檢驗出來，一旦發作就是急性心肌梗塞，或是覺得自己還年輕體壯，因此忽略了潛在的危機，導致心源性猝死。

遠離心源性猝死，首重預防

「你也是過勞一族嗎？」當自己感到疲累、胸悶、不明急喘時，記得先停下手邊的所有動作，暫緩一下，看看心跳是不是開始慢下來了，等到恢復正常之後，再評估尋求醫師的協助，釐清真正的問題所在。

以下是平日可以預防與保養的作法，提供參考：

◆救命去顫器，找回心跳的規律

除了發生緊急事件當下，可以採用自動體外去顫器（AED）幫助搶救患者，或由專業醫師評估，採用口服藥物，或事前在身體內安裝植入式的去顫器，可幫助預防心房顫動造成的危害。此外，近期也有手術方式，採用「左心耳封堵心導管手術」，可以解決長期以來的心頭之患。

◆生活降壓，步伐調整

重新看待生活，調整腳步，面對壓力適當的放下，過去的你也許是一名講求完美主義的人，常常一忙起來就忘了好好吃飯，現在，可以試著為生活注入一絲悠閒氣息，在緩步中可以讓自己走得更長遠。

◆飲食調養，有益心臟健康

針對心室顫動患者，著重在加強心臟功能，不需要刻意節食，採取三少（少糖、少油、少鹽）、三少（多水、多蔬菜、多全穀根莖類），並選擇天然、生機、原態的在地當令食材，少量多餐；只要吃對了食物，不只能遠離猝死風險，還能控管高血糖、高血壓、高血脂等衍生病變。

不管是心肌梗塞或心源性猝死，除了受到高血壓、高血糖和高血脂等危險因子影響，最重要的原因可能是心律不整和冠狀動脈疾病所引發。

當心跳突然飆升、驟降，忽快忽慢，就容易造成問題，其中特別是寒冷的冬天、夜晚或運動過度時，當跳動速度跟不上送血的速度，心臟高速亂跳引發心室顫動，併發缺血性中風，導致遺憾發生。

防疫安心 自救抗病

「過度疲勞」也是一種病。你是過勞一族嗎？當自己感到疲累、胸悶、不明急喘時，記得先停下手邊的所有動作。

暫緩一下，看看心跳是不是開始慢下來了，等到恢復正常之後，再評估尋求醫師的協助，釐清真正的問題所在。

04

血脂異常，心臟血管疾病的重要先兆

血脂肪異常，
究其根源在於吃了太多醣類。

「天啊！總膽固醇指數竟然高達三百！我是不是心臟病高危險群？」

一名年輕的上班族在診間驚慌失措，正由於他的身材高瘦，怎麼樣都無法接受自己「不健康」的事實。

其實，有些人的血脂異常屬於先天性的酵素影響，儘管外表看起來沒有什麼大問題，但是實際抽血檢驗後，才知道並不是這麼一回事！

體內流動的無聲殺手

血脂肪異常，其中包括先天遺傳因素，或是後天不良生活習慣所致，若以後天來說，一旦發現血液中的膽固醇或三酸甘油酯濃度高於正常值，就是高血脂症，究其根源可能在於吃了太多醣類。

◆小心！醣類和飽和脂肪攝取過高

正因為醣類除了轉換成膽固醇之外，還會跑到血管末梢進行大肆破壞，所以很多糖尿病人，最後除了水腫之外，末梢感神經也會產生病變，例如腳變形的情況，或是視神經病變，造成失明危機等。

若是飲食中的飽和脂肪酸攝取偏高，就容易沉積在人體的血管當中，進而造成心臟血管疾病。

一旦膽固醇過高，未來難道只能長期服用降膽固醇的藥物嗎？往往是患者內心最大的隱憂。

◆紅麴，有助調整血脂

臨床中的這名年輕患者，由於只是體內的酵素變異所致，酵素的活性太高，一直在生成膽固醇，造成膽固醇數值偏高，因此請他服用紅麴，加上飲食控制，差不多經過三個月之後，整體顯現的效果就相當不錯，總膽固醇降到一百七十，低密度膽固醇也剩下一百多。

一般市面上的紅麴就有同樣效果，但要留意濃度、萃取方式和來源。

因此，若以血脂異常來說，我們不能單看數值高低，還要進一步瞭解它的分型。再者，可能會有一些先天酵素異常的個案，導致膽固醇飆高的現象。有些民眾對於紅麴仍有不適應的現象，還是要依個人體質做評估。

膽固醇分好壞？濃度和顆粒是重點！

「低密度膽固醇，就是不好的嗎？」看著檢驗單上的數值，診療間的患者普遍都有這種疑問。

「膽固醇是標準的，也屬於好的高密度脂蛋白，血壓、血糖也都控制在正常範圍，怎麼還是有心臟問題？」這樣的問題，恐怕很多人覺得更難理解了。

這裡需要先就血液中的脂肪進一步討論，主要是膽固醇和三酸甘油酯，膽固醇又分為高密度脂蛋白（High Density Lipoprotein, HDL），俗稱為「好的膽固醇」；低密度脂蛋白（Low Density Lipoprotein, LDL），容易沉積在血管壁，又被稱作「壞的膽固醇」。

但是，要特別留意，並非所有高密度脂蛋白都具有保護作用，也不是所有低密度膽固醇對人體都有害。

◆膽固醇種類

	大小及功能	致病成因
高密度脂蛋白	蛋白質和脂質組成的大分子複合物，血液中大約百分之三十的膽固醇是通過ＨＤＬ運輸，又稱為「好的膽固醇」。	低濃度的高密度脂蛋白，恐有可能誘發動脈粥樣硬化風險。
低密度脂蛋白	約十八至二十五奈米直徑的大小，負責運載脂肪酸分子至全身供細胞使用，又稱為「壞的膽固醇」。	高濃度的細小低密度脂蛋白，恐會造成動脈硬化、心肌梗塞、中風及心臟血管等疾病。

針對ＬＤＬ－Ｃ來說，主要需評估它的顆粒的大小與數量，一種是小而緻密，一種是大而鬆散，小而緻密的膽固醇更容易累積在血管壁上，造成血管堵塞，是心肌梗塞的高風險群。

針對ＨＤＬ－Ｃ來說，過去認為檢測數值在四十以上屬於正常，而且越高越好，但最近發現在大於 80 mg/dL 的人身上，也會造成心肌梗塞。

因為說穿了，它的本質仍是膽固醇，假使過多，也是容易被氧化，然後累積在血管壁當中，因此ＨＤＬ可以進一步再做分型——小而緻密或大而鬆散，如果小而緻密多的話，就要特別注意了。

◆三酸甘油酯偏高，恐有糖尿病風險

此外，關於三酸甘油酯，如果比上ＨＤＬ-Ｃ的比值偏高的話，就有糖尿病的風險，比如說這個人的ＨＤＬ有五十，一般標準值認為三酸甘油酯小於兩百就好，而且搞不好一百六十幾都認定為正常範圍，可是當一百六十：五十比值一除之下，便超過三，其實就有糖尿病的潛在風險，並非單純檢視各別一兩個項目正常，就能夠掉以輕心的事！

美國高血壓及血管生理學協會（Hypertension Institute and Vascular Biology）執行長——馬克．休斯頓醫師進一步研究指出，心臟病問題並非僅僅因為膽固醇所造成，但異常的血脂，容易使小而緻密的膽固醇積累在血管中，形成斑塊，造成淤堵，仍然不可不慎！

◆調整生活和飲食，五大保養建議

- 維持理想體重，避免過輕或過重，留意身體相關指數。
- 避免食用脂肪酸含量高、反式脂肪食品。

• 改變烹煮方式，減少油炸、油煎、油酥，改採清炒、清燙。
• 調整生活型態，戒除不良習慣，如酗酒、抽菸，規劃運動時間。
• 適當攝取維他命，有助身體抗氧化。

高血脂是心臟疾病的危險因子，護心大法沒有太高深的訣竅，只需要從日常做起，讓彼此都能遠離疾病的威脅。

防疫安心 自救抗病

血脂異常不能單看數值高低，還要進一步瞭解分型。再者，可能會有一些先天酵素異常的個案，導致膽固醇飆高的現象，需要依個人體質做營養評估。

05

膽固醇升高，冠狀動脈疾病找上身？

冠狀動脈疾病，是一種血管壁的疾病，而非血管的管腔問題！

「為什麼一個人平時好好的，突然之間，說走就走了呢？一點都沒有任何徵兆！」王太太對於正值壯年的兒子，因心肌梗塞而躺在急救室，感到相當悲痛。

心血管代謝症候群（CardioMetabolic Syndromes, CMS）已是全球人類共同面臨的健康問題，心肌梗塞、心臟疾病總是與癌症致死率相提並論。

根據統計指出，大約三成罹患心肌梗塞的人，並沒有胸痛的徵兆，往往發生問題時，造成措手不及的憾事。

瀚仕功能醫學研究中心創辦人歐忠儒博士也說到，心血管代謝疾病的根本原因，在於血管受傷與修復之間的失衡，因血管內皮功能失調（Endothelial Dysfunction）讓血管順應性（Vascular Compilance）變差，造成血管壓力增加使血壓上升，通常是沈默而漫長的過程。

代謝症候群是一些症狀的組合，如果以下五個危險因子中，若經評估符合以下三種，就會判定可能患有「代謝症候群」。

- **代謝症候群的危險因子**

危險因子	數值
高血壓	收縮壓大於／等於 130mmHg，舒張壓大於／等於 85mmHg；或是已經使用藥物讓血壓降至正常值的患者。
高血糖	空腹八小時後抽血，血糖大於／等於 100mgdL；或是已經使用藥物讓血糖降至正常值的患者。
腰圍過寬	女性腰圍超過八十公分；男性腰圍超過九十公分。
三酸甘油酯（TG）過高	數值大於／等於 150mg/dL；或是已經使用藥物讓 TG 降至正常值的患者。
高密度脂蛋白膽固醇（HDL-C）過低	女性小於 50mg/dL；男性小於 40mg/dL

冠心病高風險，膽固醇是關鍵？

過去以為，雞蛋容易造成膽固醇過高，然而，美國康乃狄克大學研究證實，雞蛋反而有助提升好的膽固醇，真正的問題其實出在醣類。

根據研究，食物中的膽固醇多寡，並不會嚴重影響人體內的膽固醇高低，但是假使身體內原本就有膽固醇過高的問題，就會提高罹患冠狀動脈疾病的風險。

當冠狀動脈血管壁堆積太多脂肪等黏性物質，造成動脈粥狀硬化，管徑變窄，血流就無法順利通過，心肌將無法得到充分的氧氣，造成損傷或死亡，則

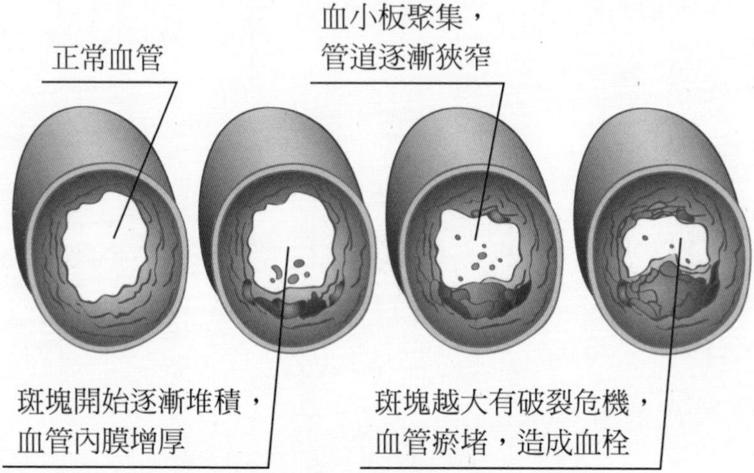
正常血管
血小板聚集，
管道逐漸狹窄
斑塊開始逐漸堆積，
血管內膜增厚
斑塊越大有破裂危機，
血管瘀堵，造成血栓

冠狀動脈血管內壁的堵塞發展圖

是心肌梗塞或中風。

因此，冠狀動脈問題需要重新評估，這是一種屬於血管壁的疾病，而非血管管腔的問題。當管腔的三分之一狹窄，但三分之二正常，還能維持血液流動通暢，只需避免再繼續窄化即可，所以開立阿斯匹靈或降膽固醇的藥物，可讓阻塞狀況不要繼續累積。

心衰竭？心臟無力，原來是收縮功能異常！

追根究柢，仍必須了解病人血管壁的平滑度，藉由血管內皮檢測，以及檢測同半胱胺酸的濃度，濃度高，代表血管壁比較粗糙。

當血管壁凹凸（不平滑）的時候，膽固醇會被卡住，形成斑塊，使得血管的管腔越變越狹窄，此時的心臟就必須加大工作力道，然而這股壓力將促使動脈逐漸增厚和變硬，導致心臟肥大，連帶影響心臟效率，慢慢地失去作用，嚴重則造成動脈粥狀硬化、心肌梗塞等。

「醫師！我常常感到心悸，特別在就寢時，心臟就跳動得特別快！」

一名長者本身因為帶有糖尿病和心臟衰竭的病史，顯現出相關徵兆。

◆開立營養補充，保持血管順暢

經過檢驗之後，發現左心室射出率（心臟收縮時，可送出多少血液）偏低，表示心臟較為無力，因此顯現出疲勞、倦怠、易喘等現象，平常只要爬樓梯或走路就會急喘。

當內皮細胞功能失調，致使血管異常收縮，血液對動脈壁的超高衝擊力，引起心絞痛等併發症。於是，前來門診希望有改善的機會。

由於患者年紀較大，主要還是避免問題惡化，進一步走向衰竭的路上，評估作法以照顧好血管內皮功能，保持血管順暢。

因此，開立Q_{10}、一氧化氮的營養補充，同時提升粒線體功能，幫助心臟能夠正常收縮，此療程大約進行了半年，當他再回醫院做心臟超音波，就有不錯的進步。

心肌梗塞高風險，首要維持血管內皮健康

「醫師，怎麼辦？最近心臟老是悶悶痛痛的，好像有股壓力要爆開來！」

臨床中，另一名企業大老闆，因為冠狀動脈粥狀硬化，他的心臟已經裝了四、五根支架，由於過去總是不忌口，每餐大魚大肉，引發糖尿病和心肌梗塞等問題。

目前針對患有糖尿病，而且心臟裝過支架的患者要預防再次心肌梗塞，會給予降低

膽固醇的藥物，一般最常聽到的是（史）他汀類藥物，可讓LDL降到70mg/dL以下，然而，這類藥物卻有著程度不一的副作用，最常見肌肉痠痛、全身不舒服，也會造成肝功能異常。

◆調整營養補充，減緩心臟負荷

當病患裝完心臟支架之後，醫院會再開抗凝血劑，或阿斯匹靈作為抗凝血作用，目前對於心肌梗塞做的次級預防大致如此，目的在於使血管不再阻塞。

回到案例中的大老闆，他已經裝過支架了，不想要整天服用降膽固醇和阿斯匹靈等藥物，希望尋求其他的預防方式。

首先，透過儀器檢測患者的血管內皮、甲基化功能代謝作用，評估內皮的平滑度、放鬆能力，發現血管內皮的健康程度並不理想。

整體治療評估，需要從改善內皮功能入手，調整營養的補充方案，其中像是精胺酸，可在人體中轉成一氧化氮，使血管放鬆，血液慢慢回流，就能減緩心臟的負荷。食物中的甜菜根，也能幫助增加血液中一氧化氮的濃度。

此外，搭配葉酸、B_{12}、紅麴、Q_{10}等營養素，一起合併使用。加上病患本身具有糖尿病，在不額外增加糖尿病藥物之下，可藉由葫蘆巴、苦瓜、黃連等萃取物，幫助調整血糖代謝，在患者維持正規醫療的同時，採用進行整合醫學，維持住血管內皮的健康，進而達到健康控制。

防疫安心
自救抗病

調整血糖代謝，控制飲食方式，才能遠離冠狀動脈疾病的威脅。

抗病防疫
歐醫師
安心小叮嚀

膽固醇，不是越低越好！

膽固醇是合成男女荷爾蒙不可或缺的原料，更年期的婦女因為女性荷爾蒙大幅降低，而提高心血管疾病、骨質疏鬆症、憂鬱症、失眠、皮膚老化的風險；男性荷爾蒙的睪固酮與新陳代謝，與性功能、心血管疾病的發生率息息相關。

膽固醇也是合成負責抗壓以及具有消炎作用的腎上腺皮質素（cortisol）的原料，此外，膽固醇是膽汁的形成，以及皮膚在接受日照後，合成維生素D時的必要原料。

當膽固醇降低的同時，這些需要膽固醇才能順利達成的生理活動，就會同時降低。因此，膽固醇不是一味求低，過低並非達到健康的正確方式！

06

失智症海嘯，心臟一起跟著遭殃？

血管性失智症是因為腦血管疾病所導致，
取決於中風累積次數和部位，以及遺傳因子。

「怎麼才剛想到要去做的事情，一個轉身，就全部忘光光？」

從公家單位退休沒多久的王嬸嬸，近來開始發現記不住事情了，於是感嘆時間不等人，果然是老了。

相信這是很多人會有的情形，偶爾的健忘不能說是疾病，頂多是無傷大雅的毛病，但次數一多，甚至引發後續效應，影響到自己和家人的生命安全，那麼就需要進一步檢查看看了。

因為年紀不是絕對因素，身體的老化才是問題所在。

◆早期失智症的可能症狀與警訊：

- 記憶力衰退，忘了上一秒要做的事
- 分不清當下時間與時空
- 對所處地點感到混淆
- 喪失語言表達能力
- 物品放錯地方，或找不到所需物品
- 原本熟悉上手的工作突然感到困難
- 個性轉變，情緒變得暴躁易怒
- 無法認路，對於招牌指示辨識能力減弱
- 開始不喜歡人群，喜歡獨處

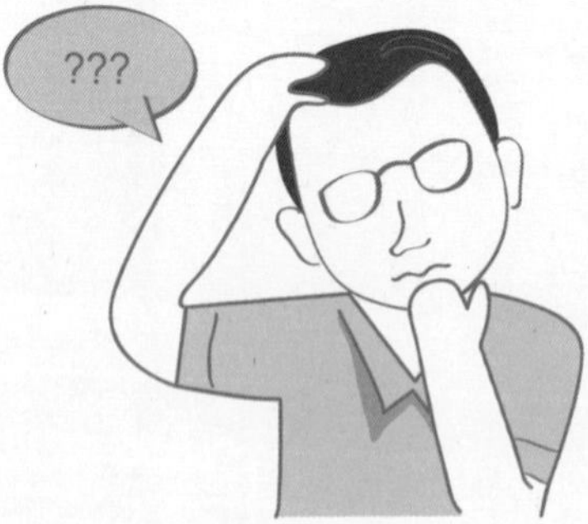

血管性失智症，心臟跟著拉警報

「失智症只是腦袋裡頭的問題，跟心臟一點關係都沒有？」如果你也這麼想，那麼就大錯特錯了！

美國醫學協會研究顯示，患有心臟疾病的中年婦女，將大大提高罹患失智症的機率。失智症大致分為兩種：退化性的阿茲海默症（Alzheimer's Disease）和血管性失智症（Vascular Dementia）。

其中，血管性失智症是因為腦血管疾病所導致，取決於中風累積次數和部位，以及遺傳因子等。由此證實，心臟血管疾病會直接影響到失智的問題。

除此之外，一旦發生失智症，不只是大腦首當其衝，心臟也跟著拉起警報線。研究指出，阿茲海默症患者的頭腦中會產生一種「乙型類澱粉蛋白」（β-amyloid protein），不斷累積之下，進而破壞健康的神經元，引發一連串的記憶失序狀態。

同時，這種乙型類澱粉蛋白會隨著血液流向心臟，在心臟不斷沉積，提高心臟衰竭的機率。因此，若是有心臟血管疾病者，進一步透過檢驗，發現到血管壁有大量的乙型類澱粉蛋白，那麼就要留意大腦是否也有連帶的相關病變。

◆失智症種類區別與預防建議：

類型	種類	可能症狀	可能致病原因	預防與治療方式
退化性	阿茲海默症	迷路、健忘、情緒不穩	俗稱老年痴呆的神經退化性疾病	第一常見的失智症，臨床上採用膽鹼酶抑制劑及NMDA受體拮抗劑，可減緩心智退化速度，其他抗精神病與抗憂鬱劑，用來改善行為症狀。
	額顳葉型失智症	語言障礙、無法溝通、失去日常行為功能	侵犯到額葉及顳葉的腦部病變	透過抗憂鬱藥物治療，調整生活方式或一些小遊戲，協助降低疾病症狀帶來的傷害。
	路易氏體失智症	手發抖、行動不穩、出現視幻覺	腦部病變，容易有精神症狀	採用藥物來改善精神症狀或行為障礙，亦可透過維持社交活動、腦部認知活動，試圖減緩失智進程。
血管性	血管性失智症	憂鬱、時序混亂、精神失常	腦血管疾病所引發（梗塞與出血）	第二常見的失智症，臨床上採用控制血管危險因子的抗血栓藥物，亦可透過認知訓練、懷舊治療、音樂治療等。

阿茲海默症，抗氧化功能出問題！

根據國際失智症協會（ＡＤＩ）的統計數據，二〇一八年全球失智症人口推估有五千萬人，等於平均每三秒就有一個人陷於失智的流沙中。失智，顯然已經成為新世紀的可怕流行病！資料統計，當一個人活到八十歲的時候，罹患失智症的機率將近有五成比例。過去，我們總是認為失智症乃是自然老化的現象，人老了之後，就開始容易忘東忘西，好像理所當然，但事實上並非如此。

神經科研究指出，人體中若帶有「載脂蛋白E4」（Apolipoprotein E4, ApoE4）的基因，就可能大大提高罹患失智症的機率，ApoE 主要功能是抗氧化，由於抗氧化能力比較差，因此懷疑失智症跟抗氧化之間有關聯性。

此外，抗氧化能力低下跟身體的發炎反應也有關係，數據發現某些失智症患者都有慢性發炎狀況，如果把造成發炎的狀況解除的話，失智症的進展就會暫停，因此有一說認為發炎是罹患失智症的原因，提升抗氧化有助於改善失智症。

還有一說，透過實驗研究，發現在失智症患者身上的粒線體活性降低，無法提供足夠的能量給大腦，只是目前並無任何儀器可以檢測人體的粒線體功能。

至於類澱粉是病人本身基因所導致，一直到產生類澱粉的狀況，就只能從基因檢測得知。針對阿茲海默症，重點放在預防，一般建議年輕人與中年人做好三高、內分泌、糖尿病的管控和留意，同時強化自身的代謝功能，從多面向的預防盡量降低罹患失智症的可能性。

預防勝於治療，保持血管暢通

失智症屬於不可逆轉的疾病，罹患失智症的原因非常之多，沒有一套完整的理論，也沒有真正能治療失智症的方法，一般提倡預防勝於治療。

◆血管暢通劑，減少血栓形成

因此，只能從罹患失智症的原因著手，例如降低中風機率，保持血管暢通，平常要做好血壓控制，可以尋求醫師指示，評估是否可以服用所謂的血管暢通劑，例如低劑量的阿斯匹靈等，減少血栓的形成，保護心臟與大腦。

不過，這類藥物通常是做次級預防使用，比如病人曾經有過中風或心肌梗塞的病史，醫生才會開立這種藥物給病人，平常一般健康的人去醫院或診所，醫生並不會開這類藥物作為預防用藥。

◆穩定控制三高，平日收斂脾氣

另外，三高控制不好，也會造成中風或心血管疾病，進一步造成失智症；或者是因為血壓太高造成血管爆掉的出血性中風，平時也應多多修身養性，不要動不動就發脾氣。

因此，若是中風所引發的失智症，三高都必須控制得宜，這是平常可做的預防動作。

◆降低發炎指數，消極中的積極作法

當體內的發炎指數越高時，也會提高失智症的罹患機率，甚至更進一步發現，失智症患者體內的發炎狀況獲得解除時，失智的進展也會隨之暫停或減緩。

因此，有一說認為吃魚油可以預防失智，其實就是從抗發炎的角度出發。儘管失智症被視為不可逆之疾，我們仍然不放棄每一個可能的希望，算是消極中的積極處理態度。

至於關於乙型類澱粉蛋白在大腦皮質的堆積，目前沒有任何方法可以減少它的產生，甚至連手術都沒辦法處理，失智症的病人也無法用手術去做任何的治療。

除此之外，腦震盪回復也是比較困難的一點，只能從事故預防來著手。

以整合醫學的角度來講的話，主要著力在減緩失智症病人的進展，讓他盡量維持現況，從增進病人抗氧化能力著手，減緩惡化的速度，將病情控制住。

抗病防疫
歐醫師
安心小叮嚀

粒線體和失智症息息相關！

粒線體是細胞內合成能量分子「三磷酸腺苷」（ATP）的主要場所，也是細胞活動的能量來源，因而有「細胞的發電廠」之稱。目前研究指出，氧化壓力造成腦部細胞粒線體凋亡，進而造成失智症。

防疫安心
自救抗病

平時做好血壓控制，保護心臟與大腦，當失智症患者體內的發炎狀況獲得解除時，失智的進展也可能會隨之暫停或減緩。

07

心跳一百！原來是甲狀腺亢進？

甲狀腺異常，
可能是腦中風的致命兇手！

「哎呀！怎麼數了一萬隻羊了，翻來覆去還是睡不著？」

這幾月面臨工作調整而備感壓力的曉萍，已經有好幾個禮拜沒有好好睡覺了，眼睛不僅布滿紅血絲，還有些外凸。

到了白天，打報告的雙手還會止不住顫抖，連帶使她的小失誤增多，老闆也越盯越緊，開始質疑起她的辦事能力了！

亢進的甲狀腺，引爆徹夜未眠的恐懼！

就寢時刻，心臟竟然撲通撲通狂跳，彷彿乘坐瘋狂號雲霄飛車，整夜無法安眠，心情靜不下來，焦慮感卻持續飆升，小心！這可能是甲狀腺異常的警訊。

甲狀腺亢進的病人，新陳代謝會比較快，因為代謝加快，呈現在外貌上就會偏瘦，以及手抖、眼凸、心跳快速等典型表徵，也可能造成血糖降低，所以有些血糖代謝異常的人，可能不是飲食問題，而是甲狀腺功能出現異常。

當心！亢進的甲狀腺，也會增加罹患甲狀腺瘤、心臟病、腦中風的相關病變和危機。

一般來說，甲狀腺機能亢進多為遺傳，但是過於忙碌、熬夜和壓力，都有可能誘發疾病。

◆壓力型甲狀腺機能亢進

除此之外，情緒或壓力還會影響甲狀腺過度分泌，出現心跳加速、雙手不停顫抖、肌肉無力、失眠、暈眩等現象，這即是壓力型甲狀腺機能亢進（stress-hyperthyroidism）。

◆葛雷夫氏症（自體免疫疾病）

另一個相同症狀的發生，則是身體自己產生一種會與促甲狀腺激素受體（TSH-receptor）結合的抗體，導致甲狀腺素過度分泌的自體免疫疾病——葛雷夫氏症（Graves' disease）。

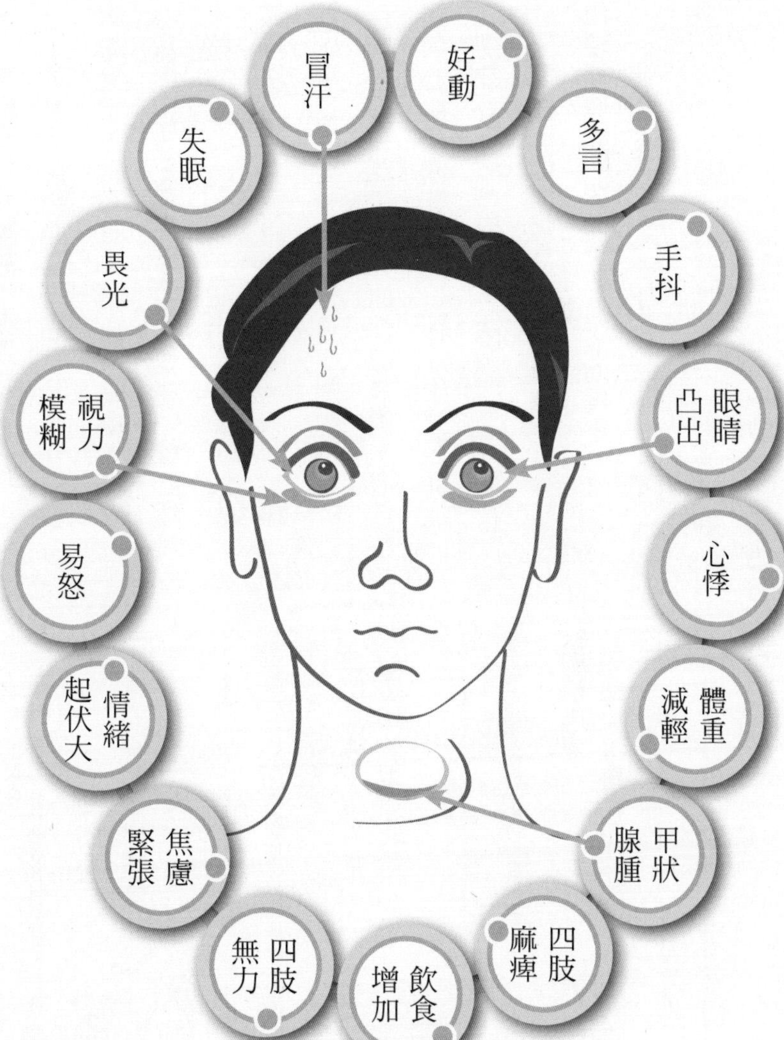
冒汗
好動
多言
手抖
眼睛凸出
心悸
體重減輕
甲狀腺腫
四肢痲痺
飲食增加
四肢無力
焦慮緊張
情緒起伏大
易怒
視力模糊
畏光
失眠

甲狀腺亢進可能的症狀

◆甲亢性心臟病，導致心房顫動

當甲狀腺異常亢進時，也會引發心臟的異常，當心肌長期負荷過重，導致心房顫動（Artrial fibrillation）一種心律不整的現象，造成心輸出量增加，使人體無法負荷，就會產生急喘、胸悶、胸痛，或是出現暈眩、昏厥、呼吸困難等症狀，更可能併發充血性心衰竭、心絞痛與心肌梗塞等，這也稱作甲狀腺功能亢進性心臟病（甲亢性心臟病）。

因此，情緒容易躁怒的人，也容易出現過敏症狀久久不能退去的現象。

平時除了飲食應力求平和、溫潤之外，定期從事一些養性修心的靜態休閒

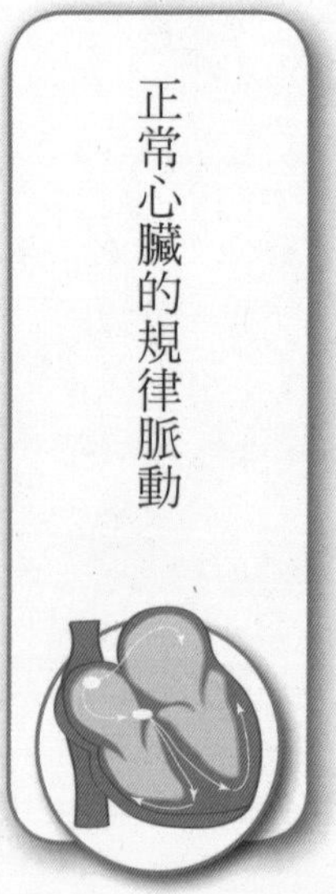
正常心臟的規律脈動

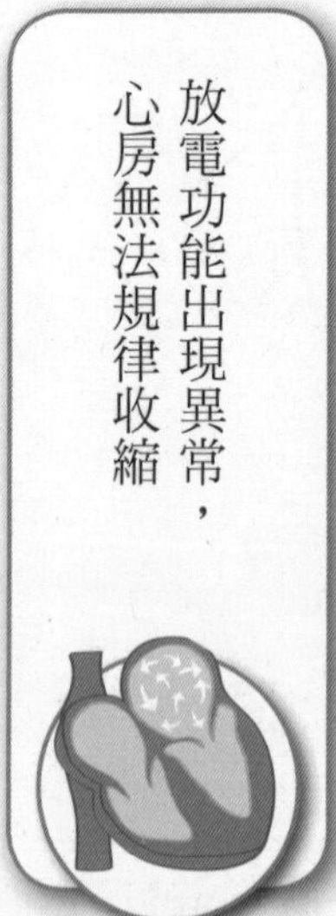
放電功能出現異常，
心房無法規律收縮

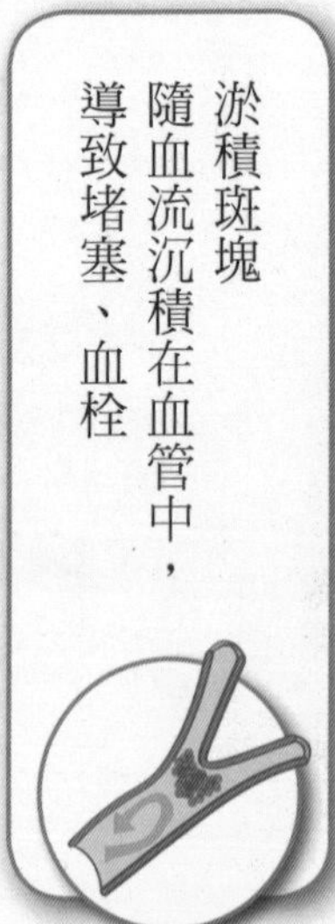
淤積斑塊
隨血流沉積在血管中，
導致堵塞、血栓

活動，像是弈棋、書法、閱讀、寫作、繪畫等，都有助減少體內潛在發炎的頻率。

啟動腸胃治療，合併肝臟解毒

「醫師，我已經切除了甲狀腺，為什麼身體還是不太舒服？」

臨床中有名女性個案，儘管透過切除手術，解決了簡單的甲狀腺亢進問題，但遺留的抗體仍有可能跑到身體的其他部位，產生後遺症。

自體免疫疾病麻煩之處在於，當它跑到關節就變成類風濕性關節炎，跑到甲狀腺就成了甲狀腺亢進或低下，就算拿掉病灶，原先免疫系統失調的狀況依然存在，使她二十多年來狀況頻仍。

一次，她讀到美國自體免疫學專家艾米．邁爾斯（Amy Myers）所著的《自體免疫自救解方：反轉發炎，改善腸躁、排除身體毒素的革命性療法》（歐瀚文醫師編譯，博思智庫出版，二〇一七年）這本書，於是來到我的門診。

◆穩定甲亢指數，4R腸道修復的營養醫學

當我幫她進行「4R腸道修復的營養醫學」，以及肝臟解毒，大約一個多月之後，肝功能下降了百分之三十，後來在和病人討論下，改採針劑療法，加快療程速度，目前

情況穩定中。

所謂「4R腸道修復的營養醫學」指的是透過腸道排毒來進行身體的修復，四個R分別是：1R排除（Remove）、2R替代（Replace）、3R再接種益生菌（Reinoculate）、4R再生修復（Regenerate & Repair），由這四種方式形成的一個療程。

因此，保護心臟免受其害，就要從甲狀腺入手，想要避免誘發甲狀腺疾病，平日就要避免過度勞累，切勿暴飲暴食和刺激性食物。

防疫安心 自救抗病

情緒或壓力會影響甲狀腺過度分泌，除了飲食力求平和溫潤，定期從事一些養性修心的休閒活動，都有助減少體內潛在發炎的頻率。

08

不規則心跳、心搏過速、胸痛，原來是自體免疫疾病

全美排名第二的自體免疫疾病，
其實是身體的慢性發炎。

「蝦咪？我有自體免疫疾病？那是什麼東西？」

部分民眾一聽到這個病名，整個霧煞煞，是不是所有無法被歸類的症狀，通通稱為自體免疫疾病？

根據統計，自體免疫疾病已是美國排名第二的慢性疾病，有近兩千三百五十萬人深受此症所害，更晉升台灣十大重大傷病的第三名，已經納入流行病學的範疇。

各種難解的過敏症狀，身體毒素是元凶！

顧名思義，自體免疫疾病是一群因自身免疫功能辨識異常，攻擊自己身體

正常細胞，只要哪部分器官受到攻擊，就顯現出哪種對應疾病，目前醫學至少有八十種自體免疫性疾病，其中包括常見的過敏。

因為發生的部位及程度不一，比較難以判別與確診，所以當醫師進行診間評估時，需要仔細觀察患者是否出現其他狀況，治療手段也會因醫師當下的認知，而有所不同。

抗病防疫
歐醫師
安心小叮嚀

自體免疫的元凶，竟是遺傳？

自體免疫疾病過去常被認為是遺傳導致，近幾年的研究發現，在疾病的初期，腸胃道、荷爾蒙，以及環境毒素，才是導致疾病的關鍵因素。

因此，不妨透過檢查，了解這三個系統是否產生問題，或許可以對於疾病緩解有些幫助。

◆免疫力太強太弱都不好，重點是平衡

免疫力，是抵禦各種外來病菌的最佳利器，但要是太強或低落都會引發疾病。

人體的免疫系統由免疫器官（脾臟、骨髓、胸腺、淋巴結、扁桃體等）、免疫細胞（淋巴細胞，吞噬細胞等）以及免疫分子（淋巴因子、免疫球蛋白、溶菌酶等）共同組成，形成一個疾病防禦系統。

當身體處於慢性發炎狀態，免疫系統會攻擊體內許多器官及組織，包括皮膚、心臟、肺臟、腎臟、大腦等部位，

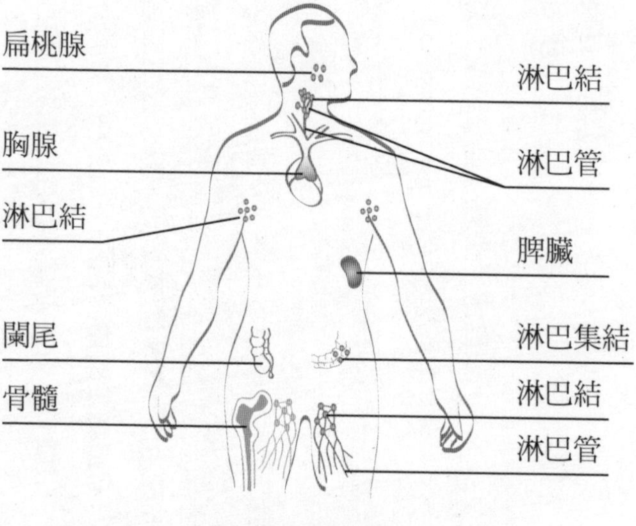

人體免疫系統圖

就在全身上下顯現出各種病兆，例如：疥瘡、焦慮、過敏、濕疹、氣喘、血栓、關節痛、心血管疾病等。

這種種難解的過敏現象，其實是紊亂的自體免疫所引起的「慢性發炎」反應。

美國奧斯汀功能醫學中心（Austin UltraHealth）創辦者、自體免疫疾病專家艾米．邁爾斯醫師指出，藉由正確的飲食方式，修補腸胃道功能，改善排毒系統，避免環境毒素，舒緩生活壓力，自體免疫疾病才能真正獲得有效改善。

此外，假使你是一位面臨長期壓力的人，可能會加重身體疾病的惡化，造成自體免疫疾病的大爆發。

艾米．邁爾斯醫師說到，因為壓力誘發的體脂肪增加了另一個扭曲的惡性循環，造成發炎。除此之外，脂肪還會釋放細胞激素（cytokines）和其他發炎化學物質，增加發炎程度，引起所有相關症狀，諸如不規則心跳、心搏過速、胸痛、胸悶等。

交感 VS. 副交感——維持免疫天秤的平衡

談到自體免疫問題，就要進一步了解自律神經系統。

自律神經系統可說是免疫的司令部，主要分為交感神經和副交感神經，兩者作用相輔相成，掌管著人體的生理功能，諸如心跳、脈搏、血壓、呼吸、消化和新陳代謝等，也影響著人類的免疫力，發揮防病抗疫的效果。

因此，當自律神經系統平衡了，免疫系統也就能相對穩定，進而擺脫自體免疫疾病的糾纏。

◆情緒和環境壓力，導致失調主因

這類自動反應的生理運作，不受意識控制，可說是一個全自動中心，然而它卻會受到情緒影響。

情緒與環境壓力，都是導致自律神經失調的主因，連帶的各器官也會發生障礙，包括呼吸系統、心臟血管系統、消化系統、泌尿生殖系統、體溫維持，同時衍生相關自體免疫疾病，相關症狀則有心悸、憂鬱、失眠、疲倦、蕁麻疹、強迫症、大腸激躁症（IBS）等。

交感和副交感神經，猶如天秤的兩端，不管偏向哪一方都會掉入可怕的懸崖，唯有維持兩端平衡，相輔相成，才能讓身體運作自如。這裡可以比喻為開車時的「加油」或「煞車」，在行駛的道路上，不能只是猛踩油門或是頻頻急煞，否則將無法順利抵達目的地，過程也會險象環生。當兩者相互配合，維持行進間的平衡感，遇到危急時能做出應變，又能適度減壓放鬆，才能安全又快速的抵達終點。

關於自律神經系統的比較，詳見下表：

交感神經	如開車時加油	負責調動身體的資源來應對環境中的壓力，因應行動
副交感神經	如行車時煞車	休眠時，負責補充修復的功能，讓身體放鬆休息

因此，適時地卸除發條，維持生活的彈性，練習腹式吐納呼吸，維持免疫天秤的平衡，就能重回身體的和諧，找回健康。

防疫安心 自救抗病

身體的免疫系統是抵禦各種外來病菌的最佳利器，但要是太強或低落都會引發疾病。同樣地，自律神經系統也須要維持平衡狀態，才能使免疫系統相對穩定，一起發揮防病抗疫的重責大任。

Part 3

營養師專業守護

顧氣抗氧化，養心淨肺全方位自救對策

肺就像人體吸塵器，但它完全無法休息，壞了可不能再買，是一個不可逆的器官。心臟則如同一個幫浦，它是全身上下沒有癌症的器官，但是每一個跳動都牽連著全身的命脈。

本單元分享心肺功能的對症關鍵營養素、日常預防建議，以及實用的防護運動，防疫抗病第一線——淨肺養心，為人體帶來「長治久安」的期待。

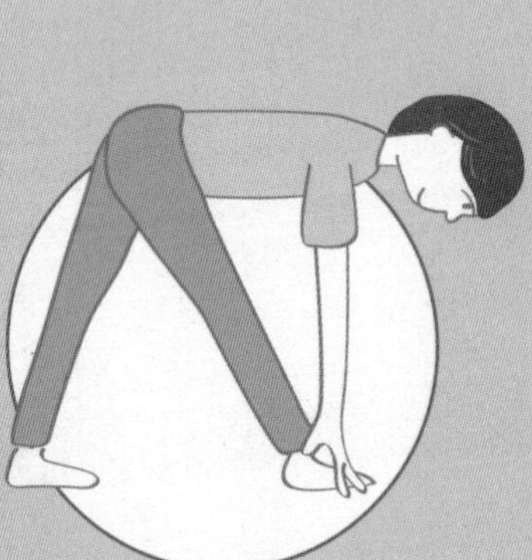

01

心肺，健康好夥伴！
——從整合營養來談心肺毛病

心臟和肺臟可説是維持人體生命的好夥伴，
心臟維持整體的大循環，心肺之間有個小循環，
彼此之間密切合作。

心臟是人體血液循環的發動機，提供帶有營養和氧氣的血流、足夠的動力打向身體各處，而肺是提供血液足夠氧氣，並且排除多餘二氧化碳。

因此，心臟和肺臟可說是維持人體生命的好夥伴，心臟維持整體的大循環，心肺之間有個小循環，彼此之間密切合作。所以一旦發生慢性肺炎時，也會導致心臟衰竭，而高血壓或冠心病等常見心臟疾病，也容易引發肺水腫，或是肺部感染。

藉由「呼」和「吸」，調節人體酸鹼平衡

肺不單單是交換氣體的器官，也是

負責將吸入的氣體過濾、加熱，並且加濕的工作。肺泡和呼吸道表面需要氣管上皮細胞合成分泌表面張力素，讓肺泡能順利擴張。

肺同時也藉由「呼」和「吸」的氣體交換過程來調節人體酸鹼平衡，並且藉由活化血管加壓素來調節血管收縮，維持血壓。

我們常說氣血循環，就是透過心臟與肺臟維持循環，讓身體可以正常的運作。心肺功能是體適能中重要的一環，取決於身體吸入氧氣後，透過心臟循環系統輸送養分給肌肉，而肌肉能夠利用氧氣產生能量的能力。

當心肺功能不佳的時候，氣血不足，人會變得很容易疲倦。這個時候如果運動或是爬樓梯，容易出現心跳加速、上氣不接下氣、心悸等症狀。

肺的功能非常多，也同時擔任人體中黏膜免疫系統的重要一環。肺臟藉由合成花生四烯酸，以提供前列腺素參與免疫防禦。呼吸道的黏液可以直接把空氣中的髒東西抓起來，肺泡中的巨噬細胞可以接手把剩下漏網之魚的細菌或微生物吞噬掉。

從整合營養來考慮心肺循環系統的營養健康，建議可從以下數種營養來做初步的評估：

◆鐵和蛋白質

根據二〇〇八年台灣營養調查資料顯示，女性缺鐵率為百分之十六．九，可以說是每六個女生就有一人缺鐵，比男性高出八倍。其中，以十五至四十九歲的育齡婦女最容易缺鐵。鐵和蛋白質組成了運輸氧氣的血紅素，為了維持呼吸系統正常運輸足夠的氧氣給全身，評估是否有鐵和蛋白質的營養不良，是相當重要的一步。

◆Omega-3 脂肪酸

根據研究顯示，人類攝取必須脂肪酸 Omega-6：Omega-3 理想比值應接近一，而西方飲食型態的比值在十五至十六．七之間，可能是造成心血管疾病、癌症、發炎，和自體免疫疾病的原因之一。當 Omega-6 過高，代表體內存在過多促發炎的 Omega-6 花生四烯酸。攝取足夠的 Omega-3 脂肪酸對於血管發炎、支氣管發炎，以及血壓調控都有正面的幫助。

◆維生素 C 及維生素 E

肺有許多結締組織，需要維生素 C 協助合成膠原蛋白的合成。研究證實攝取足夠維生素 C 的人，血壓也會比較容易維持正常。維生素 C 及 E 皆為強力的抗氧化劑，可以增加肺部的通氣量，處理自由基，保護肺部。

◆維生素A

當外來的病菌透過呼吸道進到人體時，經過鼻毛、氣管上皮、纖毛，還有其表面分泌的黏液，可將這些大顆粒物質阻擋或黏附在呼吸道表面，在肺部通過纖毛的向上煽動，將顆粒物質向外揚出，並通過咳嗽、吐痰、鼻屎等形式，將這些大顆粒物質排除在外。

肺作為黏膜免疫系統的一環，會分泌sIgA抵禦細菌和病毒的侵襲，因此如果身體缺乏維生素A，無法合成足夠的sIgA，會減弱殺菌的功能，容易造成吸

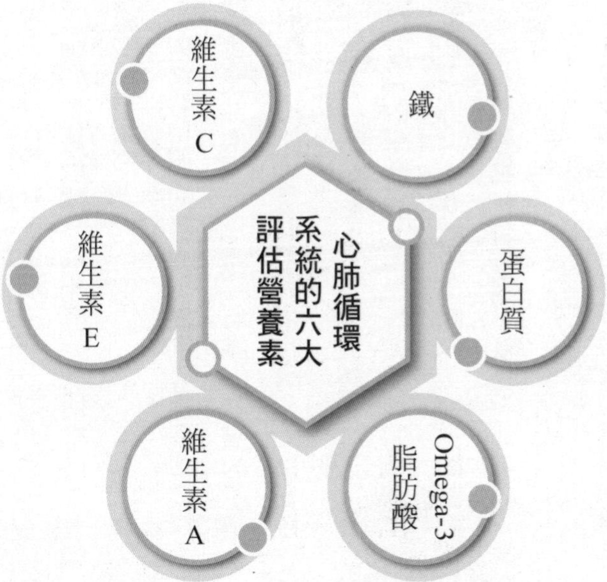

呼道感染，也會造成上皮細胞乾燥不健康。

整合營養療方的自救建議

心肺功能退化為衰老的重要證據，久坐不動的生活型態，或相關疾病使得體內粒線體功能衰退，導致能量ATP生成不足，在體內起了變化。

心肺系統主要由幾個因素影響，首先，必須具有足夠的營養，提供心臟及肺臟產生足夠的能量ATP，心臟才能正常的輸出血液以及肺部交換氣體。心臟與肺臟的能量生成與控制自律神經系統相關。再來，必須擁有足夠的肌肉量展現力量和耐力，以支持心臟活動和肺臟功能的表現。

肺部疾病會嚴重影響到營養狀態，可說是互為因果關係。罹患任何類型的肺部疾病時，一方面我們身體的熱量需求會增加，另外一方面又卡在呼吸不順暢，進食的時候特別費力，很容易感到疲倦，吃沒幾口就吃不下，連帶著也會有胃脹、厭食，甚至嘔吐等腸胃消化功能下降的問題。

因此，如何在有肺部疾病的情況下，確保營養攝取充足，是影響預後的重要關鍵。避免針對腸胃道或會引起全身性過敏反應的特定食品，而食品添加劑，則是有效的介入方式。尤其是一些常見的食品類別，包括乳製品，小麥，甚至某些動物蛋白，已普遍與過敏性發作有關。

許多研究證實，例如：氣喘患者相對於正常人，其氣道中特定黏液蛋白（MUC5AC）含量較高。某些類型的牛奶（來自特定牛種）含有一種稱為 β-CM-7 的蛋白質，研究顯示會刺激 MUC5AC 的產生。

所以，目前有一派學說假設，攝食牛奶可能會刺激呼吸道中呼吸道黏液蛋白的產生，從而增加痰液。短暫的（四至六週）避免使用乳製品，可能有助於氣喘患者呼吸道症狀的減輕。

因此，了解是否對於特定食物的敏感或過敏，對於肺部疾病患者來說，可是相當重要的一環。

02

流感、新冠肺炎等呼吸道感染——維護免疫功能飲食、強化抗氧化功能

當發生肺部感染流感、冠狀病毒等較為嚴重的疾病時，
身體對於熱量和水分的需求都會提高，基礎代謝率也跟著增加，
所以攝取到足夠的熱量是當務之急。

無論是食物或環境，或是病毒感染，都有可能造成急性支氣管炎。

抽菸或暴露於二手菸環境中、食物過敏、環境刺激（塵蟎、花粉、動物皮屑、黴菌）、冷或潮濕的天氣，都可能造成慢性的支氣管炎，肺部產生過多黏液。

支氣管炎：

遠離抑制免疫功能的食物

無論是急性或是慢性的支氣管炎，都要先排除可能會刺激黏液分泌的食物，例如：乳製品、巧克力、香蕉，以及加工、精緻、油炸和垃圾食物。尤其要避免精緻單醣類的東西，像是甜點、糖果、含糖飲料及餅乾，都會抑制身體原有的

至少達到兩千MCU（凝乳單位）或一千兩百GDU（明膠消化單位）。

四、維生素A

可提升免疫功能。每天兩萬五千至五萬IU（藥學單位），連續補充五天。

五、維生素C

在急性支氣管炎時可扮演提升免疫功能的角色，而在慢性支氣管炎則是發揮抗過敏的益處，對於抽菸者尤為重要。每天三次，補充五百至一千毫克。

六、N－乙醯半胱胺酸（N-acetylcysteine, NAC）

NAC是在人體內轉化而成的胺基酸化合物，並已被證實可以分解呼吸道黏液（痰），使其從支氣管排出，使我們呼吸順暢，提高肺活量，這對慢性肺阻塞病患者尤其有幫助。NAC可以轉化成穀胱甘肽（Glutathione），是肺組織中的主要抗氧化物質之一。吸入式的NAC對呼吸道黏液（痰）的清除作用明顯，口服的NAC也一再被試驗證明可以防止慢性支氣管炎突發。

當支氣管炎狀況較嚴重時，建議多躺在床上休息，等覺得好一些時，可四處走動，活動一下筋骨，活動後一樣讓自己休息，維持體力。就整合營養而言，通常建議患者別依賴止咳藥，因為肺部需要將痰排出，才能維持健康。持續使用止咳藥，可能導致急性支氣管炎惡化，甚至變成慢性支氣管炎或肺炎。對於有慢性支氣管炎的人來說，維持肺部的強健與彈性是重要的事，同時戒除抽菸習慣，也別讓自己暴露於二手菸的環境。培養深呼吸及運動習慣，都是維持肺部功能很好的方法。

抗病防疫 歐醫師 安心小叮嚀

注射高劑量維生素C，有助抗病毒？

許多研究指出，當體內注射高劑量的維生素C時，血液中的維生素C濃度上升，會順著濃度差進到組織中，同時產生了許多過氧化氫（Hydrogen Peroxide, H_2O_2）。

當有呼吸道感染，或是急性呼吸窘迫症候群，高劑量維生素C注射都有證實可以緩解疾病的發展。這是由於過氧化氫具有殺菌抗病毒，以及毒殺身體不正常的細胞的功效。由於體內的感染細胞、不正常的細胞，以及病毒等，不具有分解過氧化氫的酵素，所以能夠產生效果。

03

肺阻塞
——慢性阻塞性肺疾病（COPD）自救飲食

當肺部有阻塞性疾病時，攝取醣類會產生較多的二氧化碳，
造成肺部呼吸的負擔。

慢性阻塞性肺疾病，為一種漸進式呼吸管道阻塞的疾病，主要原因為抽菸。

肺阻塞，身體長期處於發炎狀態

慢性阻塞性肺疾病分為兩種，第一種是肺氣腫，通常病程無法逆轉，因此屬於較嚴重的類型。

病患通常身材瘦小，長期氧氣供應不足，身體逐漸流失肌肉組織，長期可能會有惡病質的發生。第二種為慢性支氣管炎所引發的阻塞性肺病，通常可以經由治療而恢復，因此屬於較不嚴重的類型，患者的身體也較容易保持正常體重。

當發生肺阻塞時，患者很難排除身

體的二氧化碳，氧氣含量也不足，而會食慾不振，加上呼吸困難，連咀嚼和吞嚥功能都會受到影響。長期會影響腸胃到消化功能，而出現便秘或是腹瀉的問題。肺阻塞患者由於長期處於呼吸道發炎，分泌大量細胞激素，也會開始分解身體瘦體組織，所以對熱量的需求會增加。

為了改善慢性阻塞性肺疾病，造成的呼吸道和四肢肌力下降、肺部的肌肉功能改變，同時遠離上呼吸道感染的風險，執行整合營養的自救療方，需特別留意以下幾點：

一、確保足夠的熱量攝取

為了維持正常體重，預防肌肉大量流失，攝取足夠熱量是必要的事。但是也不可以攝取過多熱量，以免加重身體代謝的壓力和呼吸負擔。

熱量的評估，需要根據病患的體重，以及近期體重的變化，最好可以了解準確的體組成，可以幫助評定是否有須要增加肌肉量的必要性。

飲食上，盡量選擇熱量密度高的食物，避開高纖低熱量的食物，像是蒟蒻會耗費太多力氣，但又攝取不到足夠的熱量。

由於患者會因為呼吸困難而體力不佳，最好規劃少量多餐的形式，像是三個正餐的量可以減至六成，讓剩下的四成分散在早點和下午茶時間，讓患者可以陸續攝取到足夠的營養。

二、三大營養素比例需根據呼吸商（RQ）調整

當肺部有阻塞性疾病時，攝取醣類會產生較多的二氧化碳，造成肺部呼吸的負擔。因此，肺阻塞患者的醣類攝取比例可以降至百分之四十至四十五，蛋白質根據扣除肺水腫的體重後，以每公斤體重的一．二至一．五克蛋白質來提供；而脂肪產生的二氧化碳最低，又可以提供較高密度的熱量，因此脂肪的攝取量可以提高至每天熱量的百分之三十至四十，但要注意不宜吃太多，避免促進發炎反應的飽和脂肪酸和花生四烯酸，同時留意避開紅肉和動物油，盡量多選擇單元不飽和脂肪酸，像是橄欖油、苦茶油及菜籽油等等。

三、軟質飲食

肺阻塞的患者因為體力不佳，為了減少用餐的費力程度，可以選擇較好咀嚼、吞嚥的食物質地，避開纖維過粗的食物，例如比較老的綠葉蔬菜和五穀雜糧，主食以白米飯為主。

為了避免便秘的發生，可以多補充水分，同時多食用果膠豐富的食物，像是蘋果、香蕉、柑橘類水果、胡蘿蔔和高麗菜等。

四、補充缺乏的營養素

在治療肺阻塞的過程中，可能因為藥物或飲食改變，而有營養缺乏的風險。於是，可以透過功能醫學檢測，確認維生素 B 群在組織的利用狀況、Omega-3 指數，以及其他維生素、礦物質的營養狀態，尤其是可能受到藥物干擾的鈣、鎂、維生素 D 和維生素 K。

五、避開生活型態危險因子

抽菸是肺阻塞的主要原因之一，因此戒菸、避開生活中的二手菸及廚房油煙，或是施工造成的粉塵，都是非常重要的關鍵。

另外，為了不要繼續造成肺臟的負擔，應避免喝酒，並且建議使用空氣清淨機，每天定期關窗，過濾居家空氣。

六、運動練習

在慢性阻塞性肺疾病的患者中，運動能力下降是常見的事，小呼吸道和肺泡的破壞、支氣管發炎和骨骼肌力量的下降，都會導致運動能力下降。因此，運動訓練可提高體能，並減少呼吸困難（呼吸急促）。

建議每個人每天進行三十分鐘的體能活動，每週五至七天，還應鼓勵加入運動訓練。訓練應包括有氧運動（健身訓練）、動態肌力訓練和柔軟度訓練（詳見「動態肌力訓練和柔軟度訓練參照表一」）。

合適的活動，包括在陸地或水中進行騎自行車、步行和健身訓練。然而，當血氧飽和度低於百分之八十八至九十時，則不應進行任何訓練。

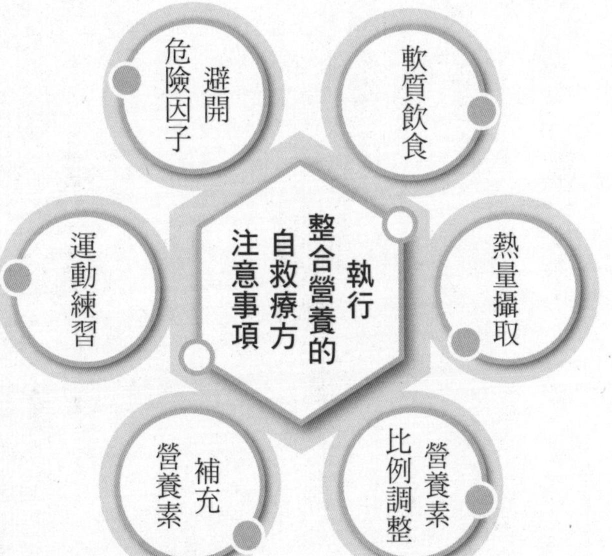
執行整合營養的自救療方注意事項
軟質飲食
熱量攝取
營養素比例調整
補充營養素
運動練習
避開危險因子

◆動態肌力訓練和柔軟度訓練參照表

訓練型態	強度	頻率	持續時間
有氧健身運動	低強度 最大心跳的55—70% 最大攝氧量的40—60%	每週2—5次	≧30分鐘
	高強度 >最大心跳的70% >最大攝氧量的60% 最大負荷的60—80%	每週2—3次	≧30分鐘
動態肌力訓練 腿、臀、核心和肩膀肌肉	1RM的70%	每週2次	8—12下／組 2—3組

＊ Repetition Maximum（RM）最大反覆次數

04

季節性氣喘——過敏飲食建議、輪替與排除飲食訣竅、生活保健秘訣

台灣屬於潮濕氣候，空氣中有許多過敏原，
許多人從小就開始有嚴重過敏，且逐年上升……。

台灣不只是潮濕，也溫暖。於是，過敏成了常見的症狀！

台灣大多數城市都偏潮濕，很多灰塵、空氣中懸浮粒子、過敏原容易停留在空氣中，家中又容易生黴，只要稍不注意，浴室、廚房、陽台花檯等角落就會長出黑色、棕色等各種黴菌，就算刷洗也容易在兩至三週內再度生長，甚至深入磁磚縫隙，無法清除乾淨。

氣管反應過度，導致過敏發作

處在亞熱帶地區，各種動植物都可以生長旺盛，看不到的花粉不止在郊外，城市中的行道樹也散發出大量的花粉。

綜合上列各種環境因素，許多人從

小就開始有嚴重過敏的比例，是相當高的一件事，舉凡：蕁麻疹、濕疹、異位性皮膚炎、氣喘、鼻竇炎、全身發疹等，而且發生率有逐年上升的趨勢。

氣喘是一種氣管反應過度，引發呼吸道發炎，導致呼吸道阻塞的症狀。絕大多數跟先天體質與過敏有關，需要先透過問診和功能醫學檢測，釐清引發氣喘的來源。

	日常生活中可能的過敏原
急性過敏	黴菌、塵蟎、樹、草、花粉、動物皮屑、羽毛、昆蟲、金屬飾品、居家化學清潔劑、氣候溫度變化、裝潢用油漆等化學物質、食物引發 IgE 急性反應
慢性過敏	食物引發 IgG 或 IgA 免疫反應，造成慢性發炎
食物不耐受	血管活性胺、組織胺、防腐劑、硫化物或水楊酸等等，引發非免疫的不適症狀

日常過敏原，對症因應自救對策

一、急性過敏

由 IgE 免疫球蛋白引發的「急性過敏」，會在接觸過敏原的當下立刻出現氣管收縮、血管起疹，或是蕁麻疹等症狀。

常見的食物過敏來源，像是甲殼類的蝦子、有細絨毛的水果，如草莓和奇異果等等。急性過敏的來源非常多種，不單單是純粹食物、環境和氣候，也因為現代社會使用很多人造化學和塑膠的物質，食物中會吃到多種食品添加物，包括糖果、飲料都藏有大量的精製糖、高果糖玉米糖漿和代糖，已經加重身體處理這些非天然食物的成分。

如果再算上生活步調快、飲食不規律、精神壓力大等等，都會造成免疫系統失去原有的平衡。當免疫系統亂了套，過敏的嚴重程度和種類都有可能持續增加。

因此面對急性過敏，整合營養相當重視同時進行下列步驟：

（一）檢視住家環境，確實清除黴菌和塵蟎，定期換洗居家布織品，像是窗簾、枕套和床單，檢查是否有使用新的清潔劑或是油漆。

（二）確實避開引發過敏的食物，外出用餐應和餐廳確認餐點成分。

（三）檢查是否有自律神經失調、情緒荷爾蒙失衡、腎上腺節律異常、甲狀腺功能亢進或低下等壓力過高，所引發的生理功能障礙，可以從舒緩生理壓力介入，幫助免疫系統恢復秩序。

二、慢性過敏

由 IgG 引發的「慢性食物過敏」，或稱為「延遲性食物敏感反應」，常見的過敏原為牛奶、雞蛋、小麥等日常食物。IgA 免疫球蛋白主要存在人體黏膜組織，因此會被用來評估黏膜區域，像是口腔或腸道是否有發生感染或過敏反應；如果 IgA 過低，醫師則會進一步評估是否有免疫功能低下，或是營養不良的問題，也可以特別針對麩質檢測是否有 IgA 抗體，檢測是否有早期麩質過敏或不耐受。

整合營養相當重視慢性過敏對身體帶來的長久影響，尤其是針對季節性過敏會進行功能醫學「6R」的修復步驟：

（一）移除（remove）：

暫時避開引發慢性過敏的食物，像是麩質和牛奶，以及促發炎食品，像是含糖飲料和加工食品。

（二）減緩（reduce）：

藉由營養素來降低症狀的嚴重度，像是蕁麻、槲皮素、維生素C等。

（三）再植入（restore）：

人體菌叢對於我們的免疫系統至關重要，因此確實地補充特有助於呼吸道的益生菌菌種，建議選擇含有嗜酸乳桿菌（Lactobacillus acidphilus）及雙叉乳酸桿菌（bifidus）菌種，同時菌數至少有四十億之產品；並且多吃發酵食物，像是優格、味噌和紅麴等，長期養好體內的菌叢生態。

（四）修復（repair）：

根據統計，造成身體對常吃的食物觸發慢性過敏的源頭，往往來自「腸漏」。因此，修復腸道黏膜，才能確實阻止慢性過敏一再發生。

肌肽鋅（zinc L-carnosine）、去甘草甜素甘草（Deglycyrrhizinated Licorice, DGL）、榆樹皮（Slippery Elm）和L－麩醯胺酸可以覆蓋在腸道黏膜上，舒緩腸道發炎，促進腸胃道組織再生，增加黏液分泌且修復腸道黏膜。

（五）替代（replace）：

現代人工作壓力大，常常有胃脹氣、胃酸逆流、胃潰瘍，或是胃酸過多等症狀，當腸胃消化功能不佳，自然就會加重慢性過敏的問題。

補充含有蛋白酶、脂肪酶或膽汁的消化酵素，或是針對胃酸過少的老年人直接補充胃酸，可以有效改善消化功能和營養狀態。

（六）再平衡（rebalance）：

整合營養特別重視身心靈的平衡。當精神壓力過高或是腎上腺功能不足，都會造成腸漏的症狀惡化。

從練習呼吸法，建立適合個人生活習慣的小運動，搭配南非醉茄（ashwagandha）、紅景天（Rhodiola rosea）以及西伯利亞人參（Eleutherococcus senticosus）等等適應原的營養素，舒緩精神、情緒及生理壓力，改善生活品質。

三、**食物不耐受**

說到食物不耐受，大家可能會直接想到乳糖不耐。

乳糖不耐，主要是因為缺乏乳糖酶所致。組織胺不耐受，是因為攝取到含有大量組織胺的食物，但無法像健康人正常代謝掉而引發不舒服的反應。

通常發生的原因是小腸黏膜受損、腸漏，或是小腸菌叢過度增生（Small Intestine Bacterial Overgrowth, SIBO）【註】，導致小腸無法正常分泌DAO酵素。

有些人則是對會影響血管的胺類，會產生無法耐受的反應，或是對味精過敏，症狀包括臉部充血、頭痛、昏眩、舌頭腫脹、心跳加速、頸部僵硬、上肢出現麻痺刺痛等，這些症狀常只維持一至兩個小時就緩解，較令人擔心的是可能引發氣喘。

根據營養代謝來看，有些人有甲基化基因組中SUOX變異，而無法順利代謝這類硫化物，累積在體內，如果有些人再加上缺乏輔酶維生素B_6、微量礦物質鉬，可能會轉為慢性的腦霧、疲倦、氨累積等等症狀，最終引發氣喘。

其他食品添加物不耐症中，功能醫學也開始研究人體凝集素和水楊酸的反應，尤

【註】關於SIBO問題，可參閱歐瀚文醫師著作：《SIBO，隱「腸」危機：終結SIBO小腸菌叢過度增生，改善腸漏、血糖、內分泌失調、自體免疫疾病》，博思智庫出版，二〇一八年。

其是針對甲狀腺功能和自體免疫疾病，發現特定族群的腸道容易因為凝集素和水楊酸受損，進而造成其他食物的消化不良，同時刺激免疫系統，因此這裡建議進行凝集素或水楊酸的輪替或排除飲食（Elimination Diet）。

在未確認不耐的食物有哪些前，可以先從排除飲食來試驗。進行以下步驟：

（一）挑出症狀相似的可能食物類別，例如富含組織胺、血管活性胺、凝集素、水楊酸或是 IgG 過敏的食物列表。

（二）紀錄開始進行排除飲食前的所有不適症狀，包括鼻塞、皮膚過敏、腦霧等，再開始連續七天完全避開表列的食物及成分，並且每天紀錄症狀。

（三）第八天挑選一種食物，並且連續吃三天，如果出現不適症狀，代表確實對這個食物有不良反應。如果沒有出現任何症狀的改變，則代表可以繼續吃。

（四）繼續嘗試不同的食物，每種食物都連續密集吃三天，並且紀錄症狀。

如果找到會造成不舒服症狀的食物後，就可以進行輪替飲食。

當症狀特別嚴重，或是 IgG 檢測出來重度反應的食物，攝取頻率限制在五天吃一次；如果症狀沒有那麼嚴重，或是 IgG 測出來只有中度，則可以每三天吃一次。藉由降低飲食的頻率，可以讓身體有修復的時間，並且慢慢重新鍛鍊對特定食物的耐受性。

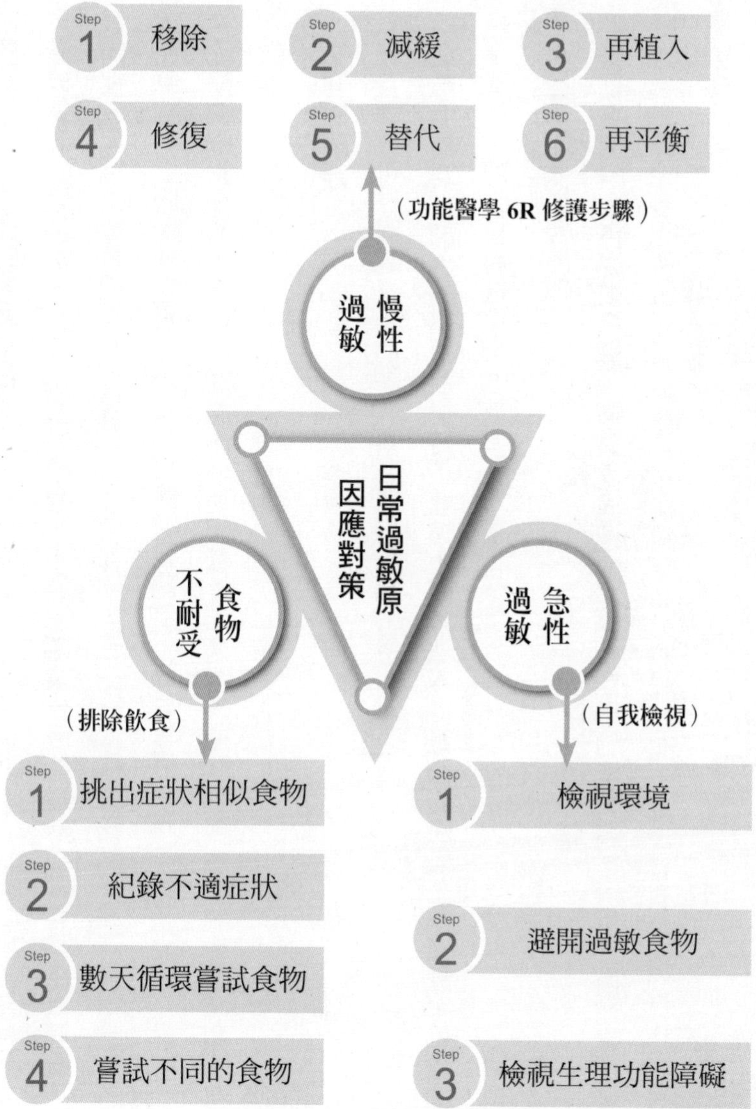
Step 1 移除
Step 2 減緩
Step 3 再植入
Step 4 修復
Step 5 替代
Step 6 再平衡
（功能醫學 6R 修護步驟）
慢性過敏
日常過敏原因應對策
食物不耐受
急性過敏
（排除飲食）
Step 1 挑出症狀相似食物
Step 2 紀錄不適症狀
Step 3 數天循環嘗試食物
Step 4 嘗試不同的食物
（自我檢視）
Step 1 檢視環境
Step 2 避開過敏食物
Step 3 檢視生理功能障礙

改善氣喘造成的營養不良

造成氣喘的原因複雜且可能隨時改變，不過氣喘發作時的症狀，通常均會有咳嗽、呼吸短促、疲倦、腸胃消化功能變差，以及食慾不振，同時伴隨身體的基礎代謝率上升，卻因為氣喘不舒服而熱量攝取不足，可能導致體重下降且營養不良。

從整合營養來看，還可以透過額外補充營養素來改善症狀，縮短氣喘發作時間，也改善營養不良的風險：

◆甘胺酸鎂

鎂在體內可以跟鈣互相協調，具有肌肉放鬆的效果。氣喘發作時，肺部的平滑肌會持續收縮，而無法獲得足夠的氧氣，補充鎂可以協助放鬆平滑肌，同時具有抗發炎的效果。

◆Omega-3 脂肪酸

氣管發炎時會合成很多發炎物質，透過補充 Omega-3 的脂肪酸，可以平衡並降低發炎反應。優質的 Omega-3 油脂來源，包括紫蘇油、亞麻籽油、富含 EPA 和 DHA 的魚油和藻油。

◆蕁麻（Stinging Nettle, Urtica dioica）

蕁麻具有可以平衡發炎反應的作用，尤其是阻斷發炎細胞因子，像是前列腺素和白三烯的產生和作用。在急性期建議每天可以使用三百至五百毫克。

◆槲皮素（Quercetin）

槲皮素是具有強抗氧化活性的天然生物類黃酮，可以抑制肥大細胞釋放組織胺，因此常被稱為天然抗組織胺。另外，槲皮素也是有效的脂氧合酶抑製劑，可協助代謝花生四烯酸，防止發炎物質的釋放。在急性期建議每次可以使用一千毫克，每天三次。

◆維生素C

維生素C是膠原蛋白及胺基葡聚糖（glycosaminoglycans）合成的必要成分，是幫助傷口復原，以及維護微血管健康的必要營養素。

此外，維生索C可促進入體內抗體的形成，提高白血球的吞噬能力，從而增強人體的免疫功能，具有天然抗組織胺功效。每次一千毫克，每天三至五次。

如果有腹瀉症狀，可降低使用劑量，或是改用生物類黃酮C，吸收率較高，且較不會影響腸胃。

生物類黃酮C是維生素C與柑橘生物類黃酮（Citrus Bioflavonoids）加上植物脂質結合而成的複合物，比一般維生素C或者酯化C（Ester-C）吸收更快，可達到更高的血中細胞濃度，以及更長的體內留置時間。生物類黃酮也屬於植化素，是有效的抗氧化劑，可以與維生素C協同作用，清除潛在的有害自由基。

改善氣喘與氣道阻塞，運動自救療方

身體機能下降，在成年人和氣喘兒童中都很常見。氣道的慢性阻塞和對不同刺激（例如體力消耗）的敏感性增加，導致機能下降。因此，身體活動對於所有氣喘患者來說，都是非常值得嘗試和必要的事。正因為身體活動可提高體能、減少呼吸困難（呼吸急促），並改善運動引起的呼吸困難。

輕度至中度阻塞的人可以與健康者一樣參加身體訓練。訓練應包括有氧運動（健身訓練）、阻力訓練和柔軟度訓練。

合適的活動包括在陸地和水中游泳、球類運動、騎自行車、散步和有氧運動。對重度阻塞患者的建議應進行阻力訓練、柔軟度訓練和輕度的身體活動。

05

肺部癌症
——提升營養與修復飲食

「癌症患者究竟該吃什麼好？又吃多少呢？」
取決於每位個案狀況而定，肺癌的療程計劃與副作用，
以及是否有其他疾病問題，例如糖尿病、心血管疾病等。

目前沒有任何研究證據，指出有任何一種飲食或補充品，能夠有效幫助治癒肺癌！

所以，若是有人跟你說吃某某東西很有效，那麼大概可以判斷那是騙人的了。然而，對於肺癌患者來說，飲食就完全不須要注意了嗎？

其實不僅只是肺癌，許多癌症患者最後撐不下去的因素，往往都不是因為癌症本身，而是因為營養不良。所以在對抗癌症的過程中，飲食也是不容忽視的一環。

肺癌飲食大原則，因應自救對策

肺癌飲食的基本大原則，就是要多

攝取蔬菜、水果，蛋白質則選擇油脂含量較低的瘦肉、魚類等，主食則以全穀類為主。

這些食物可提供身體優質且豐富的營養素及能量，幫助在癌症治療期間，改善身體狀況，如此一來，也會更有體力去接受並完成相關的療程。

◆「癌症患者究竟該吃什麼好？又吃多少呢？」

取決於每位個案的狀況而定，必需考量病患當前的體重、身高，肺癌的療程計劃與副作用，以及是否有其他疾病問題，例如糖尿病、心血管疾病等。

肺癌患者營養的目標通則，應包含下列方向：

- 每餐都應包含蛋白質、醣類和脂肪等食物來源，這些都是身體運作重要的能量來源。
- 盡量避免加工食品，盡可能選擇新鮮的蔬菜、水果、全穀類和蛋白質。
- 盡量避免油炸、含糖食物。
- 餐間點心可選擇高蛋白食物，像是水煮蛋、堅果、鷹嘴豆泥等。
- 經常喝水以保持水分。
- 維持健康的體重，避免體重減輕過快。
- 盡量從食物中獲取營養素來源，以獲取人體所需的必要營養素。

・避免攝取會與藥物產生交互作用，或使副作用更加惡化的食物。

此外，營養補充品僅能做為輔助，並不能完全取代飲食或藥物治療。若有需求使用營養補充品，應先向醫師或營養師諮詢，另外像是有抽菸習慣者就不適合補充β－胡蘿蔔素，因為這有可能增加肺癌的風險。

◆「準備食物時，應注意的事項有哪些？」

在肺癌治療的過程中，免疫系統的防禦力可能會比較低落，容易讓身體面臨其他感染的風險。

所以，在準備食物的時候，應遵循基本的衛生原則，像是：

・吃任何食物前都應徹底洗手。
・徹底清洗水果和蔬菜。
・在處理生肉、魚、家禽和雞蛋時，都要格外小心。
・任何接觸生肉的物品，都應清洗乾淨。
・將食物煮至適當溫度。
・生鮮食物應在冷藏或冷凍低溫下儲存，以減少細菌生長。

• 避免使用可能引起細菌污染的食物，尤其生食，例如壽司或未煮熟的肉。

• 飲用水應先煮沸。

在治療的過程中，也許會產生一些副作用，像是噁心、嘔吐、食慾不振及口味改變等，而讓患者在治療過程中感到不適，進而影響用餐的心情跟意願。

當有這種狀況時，建議可以跟營養師一起討論如何調整飲食，找到折衷的方式，以維持較佳的健康狀態。

06

高血壓——DASH飲食、呼吸冥想、運動的自救策略

理想的飲食、營養素補充、抗氧化、減重、運動、戒菸、控制酒精與咖啡因的攝取，再搭配其他生活型態的調整，可以有效預防高血壓的發生。

心血管疾病是多數已發展國家的主要死因之一，也是營養學長久以來致力於研究如何透過飲食來控制病程。

透過臨床研究，已經證實很多心血管疾病和高血壓問題與營養缺乏有關，尤其受到個人的遺傳基因、環境因素，還有用藥史的影響。

整合醫學與營養，改善高血壓首選策略

高血壓的起源來自血管內皮功能，而血管內皮是非常薄的單層細胞，容易被氧化壓力攻擊，也會因為血管平滑肌功能障礙，像是平滑肌肥大、增生與重塑，都是高血壓的起點。

血管內皮的生化代謝是否正常，會決定血液會產生栓塞、增加發炎，或是氧化壓力，也會溝通血管下的平滑肌以決定通透性、增生和其他因素。

如果內皮健康，就會傳遞好的訊息給血液和血管平滑肌。

◆調控血管內皮功能的營養素

理想的飲食、營養素補充、抗氧化、減重、運動、戒菸、控制酒精與咖啡因的攝取，再搭配其他生活型態的調整，可以預防高血壓的發生，甚至延緩病程、降低疾病嚴重程度，並且有效地治療與控制大部分的高血壓疾病。

因此，整合醫學與營養的生活型態介入，搭配治療的藥物治療，可以更好地控制高血壓，改善心血管功能，並且預防其他併發症的發生。當我們深入研究影響高血壓的營養生化調控，其中一個最重要的內皮訊息物質是一氧化氮（NO），以及內皮中用來主要平衡荷爾蒙的第二型血管收縮素（angiotensin II）。

一氧化氮的作用就是放鬆血管，因此可以預防高血壓、動脈粥樣硬化，以及心臟病，而內皮的第二型血管收縮素有相反的作用，在體內會增加動脈粥樣硬化和高血壓。

所以，在治療血管內皮功能當中，最重要的就是改善一氧化氮的生合成與生物利用率，以及控制有反作用的第二型血管收縮素。

拒絕高工作壓力，改善生活與運動模式

除了調控血管內皮功能的營養素，生活上的壓力也是造成高血壓疾病的主要原因之一。像是情緒壓力，會讓身體產生戰鬥或逃跑（fight-or-flight）的機制，爆發腎上腺素急衝到主要器官，增加心搏率、血糖、血脂和血壓，而增強心臟收縮。研究也顯示，積極、衝勁十足、A型性格，尤其是那些表現出憤怒、嘲諷和敵意的人，都會有較高的心跳率和更高的心輸出量，導致血壓升高。

如果工作壓力大，但平時有規律運動，可以有效地降低高血壓，也能減少動脈粥狀硬化、降低血脂並降低血管阻力。因此，整合營養在治療高血壓，不僅僅專注在血管內皮的營養生化是否正常，也會建議完整的生活與運動模式。

天然抗氧化劑，增強降血壓效能

改善心臟健康的營養素研究非常多，已有一千多篇報告，研究關於維生素、礦物質、草藥、抗氧化劑，和其他保健食品的降血壓方法。

大量研究清楚證實，結合維生素C和其他抗氧化劑，如維生素E、β－胡蘿蔔素、硒，可以增強降血壓的效能。

一般情況下，完整食物和完整食物的萃取物（從整顆蔬菜或水果製成的濃縮食物產品）均優於單一成分補充品（如鎂補充劑）。換句話說，從橘子、檸檬、葡萄柚、木瓜、番石榴、紅椒、香瓜等吃到的維生素C，會比較優質，不是光吃藥丸就好。然而，選擇性地使用個別維生素、抗氧化劑，或是營養補充品，也會有所幫助，不過只作為輔助用，不能取代完整的營養。

得舒（DASH）飲食，讓血壓明顯下降

目前以醫學研究來說，最有效的是得舒（DASH）飲食。得舒飲食是美國一個大型臨床研究的簡稱，全名為Dietary Approaches to Stop Hypertension。

根據研究結果，得舒飲食進行兩週，就可以看到收縮壓和舒張壓明顯下降，收縮壓平均下降五．五毫米汞柱，而舒張壓下降三毫米汞柱，並且這個下降的效果持續到研究結束。

其中，尤其是原本就有高血壓的受試者，降血壓的效果更加明顯，收縮壓降低十一．四毫米汞柱，舒張壓則降了五．五毫米汞柱，相當於服用一顆降血壓藥物的療效。

因此，得舒飲食是目前高血壓疾病的主要飲食治療準則。

得舒飲食的主要原則，是透過高鉀、高鎂、高鈣的食物來舒張血管，並且以高膳食纖維、多不飽和脂肪酸、少飽和脂肪酸的比例，來改善體內的膽固醇代謝，並且含有豐富具有功效植化素的食物，來提供重要抗氧化及修復能力。

◆得舒飲食，具有以下原則：

一、不嚴格限制鈉的攝取量，建議使用正常偏清淡的鹽，可以讓得舒飲食比較容易長期執行。

另一方面，透過強調攝取足夠的鉀、鎂和鈣，可以平衡鈉對血壓的影響。

二、早在一九二八年的報告，就指出提高鉀攝取量，可以降低血壓。

鉀本身具有拮抗鈉離子的作用，尤其對於對鹽敏感的體質特別重要，可以改善血壓因鹽攝取而上升的情況。

眾多調查和臨床研究顯示，飲食中的鉀增多時，血壓會下降，高血壓患者每天補充鉀六十至一百二十毫當量（或兩千四百至四千八百毫克），平均可以降低收縮壓四．四毫米汞柱，和舒張壓兩．五毫米汞柱。

高鈉攝取量、鹽敏感、嚴重高血壓，非裔美國人或中國血統的族群等，如果攝取大量的鉀，對於降壓最具效果。飲食可以攝取到豐富的鉀，包括綠色蔬菜、堅果、木瓜、棗子、香蕉、甜瓜、番石榴和柑橘類等，或用純氯化鉀鹽替代。但如果有腎臟疾病的患者則要特別注意氯化鉀鹽，也要注意鉀的攝取量。

三、鎂不但可以改善胰島素敏感性，對於血管放鬆的效果特別重要。

鎂對於維持正常血壓有關鍵的作用，它由協助調節收縮壓和舒張壓，以及動脈舒張收縮能力，來穩定血壓。鎂也是製造前列腺素E1的重要輔因子，E1是一種強大的血管擴張劑。

此外，它還可以調節細胞中鈉、鈣和鉀的礦物質含量；鎂也作為生產ATP（三磷酸腺苷）的輔因子，ATP是所有細胞的基本能量來源。

許多研究指出，飲食中鎂的含量和血壓呈現反比關係，也就是說，攝取越多含鎂的食物，血壓越低。雖然並非所有相關研究都有正面結果，可以認定的是，對於很多人來說，鎂有助於降低血壓，而且與鈣、鉀一起服用，比起單獨吃來得更有療效。

許多食物都有鎂，包括各種堅果、豌豆、蠶豆、全麥麵包、酪梨、乾烤杏仁、皇帝豆、深綠色蔬菜和海鮮。

四、研究調查指出，飲用鈣含量較高的硬水比喝軟水的人，罹患心血管疾病的比例較低，也看到如果飲食上有更多的鈣，平均血壓則相對較低，也比較不易罹患高血壓。

相對於每天攝取小於四百毫克鈣，攝取大於八百毫克鈣的人，患有高血壓的風險則降低百分之二十三。近年來，鈣與高血壓問題經由整合分析研究，匯集其他幾個研究發現：提供鈣補充劑給高血壓患者，平均可以降低收縮壓四．三毫米汞柱，舒張壓一．五毫米汞柱。

然而，補鈣效果的結論並不一致，某些研究顯示，鈣無法有效降低血壓，原因可能取決於受試者，也取決於補充鈣的類型，以及與其他礦物質比如鈉、鉀和鎂的關係。非裔美國人、高齡孕婦、更年期婦女、鹽敏感性高血壓，或低腎素型高血壓患者、攝取大量鈉，以及第Ⅱ型糖尿病的高血壓患者，對補充鈣的反應良好。

不過，為了提高可靠性，如果想要降低血壓，就要連同鈣、鉀和鎂一起吃，再加上低鈉鹽，會比單獨吃更加有效。當你想到任何礦物質時，就要想到這四種。

五、許多人體研究發現，活性維生素 D（維生素 D_3）和血壓具有高度關聯性，當維生素 D 量不足時，血壓會升高，也升高極低密度脂蛋白（VLDL），同時減緩餐後代謝血脂的能力。

維生素 D 可以協助細胞膜吸收、利用和排出鈣，並且與鈣進行協同作用，來減緩血壓升高。除了曬太陽由皮膚合成維生素 D 之外，食物當中的魚肝和魚肝油也含有不少維生素 D。

六、飽和脂肪和反式脂肪酸攝取過量的話，會導致高血壓的形成及惡化。

與之相反，Omega-3 脂肪酸的攝取量對於心血管的健康至關重要。目前還未確定 Omega-3 脂肪酸降低血壓和相關疾病風險的所有機制，但已知 Omega-3 脂肪酸可以除去體內促發炎，以及使血液濃稠的特定酵素。

一般情況下，Omega-3 脂肪酸會刺激身體產生促血管放鬆的物質，從而降低血壓，還有助於提高胰島素的敏感性。Omega-3 脂肪酸來源豐富的食物有魚油、堅果、亞麻籽及菜籽油等等。

七、膳食纖維對於正常的膽固醇代謝和排除非常重要，可延緩血糖對身體的傷害。

從蔬菜、水果、根莖類澱粉和全穀類攝取膳食纖維的同時，也可以攝取到重要的抗氧化植化素，對於調節血壓、修復血管內皮和補充必要的營養素非常重要。

甜菜根中含有非常豐富的硝酸鹽，它能幫助增加血液中一氧化氮氣體的濃度，進而幫助放鬆平滑肌、舒張血管、促進血液循環、降低血壓，甜菜根中的硝酸鹽含量約為一般蔬菜的二十倍之多。

營養素，放鬆動脈、保護血管內皮和消除危險氧化物

有些營養素可以預防、控制和治療高血壓，像是維生素C、輔酶Q_{10}和特定的植化素等等。額外補充營養素可以增加對於放鬆動脈、保護血管內皮和消除危險氧化物的作用。

◆維生素C

創造「分子矯正醫學」的萊納斯・鮑林博士（Dr. Linus Pauling）【註】在一九七〇年代就讓維生素C廣受大眾矚目。

【註】萊納斯・鮑林（Linus Pauling）博士被尊稱為分子矯正之父，代表作在台譯為《長壽養生之道：細胞分子矯正之父20周年鉅獻》，博思智庫出版，二〇一一年。

經過多年以來，已經了解到維他命C在調節血壓和降血壓方面具有重要作用。從人口觀測和實驗研究得知，飲食和血漿中維生素C的濃度，和血壓及心搏率呈負相關，也就是說，飲食和血漿維生素C越多，壓力和心搏率越低，心血管疾病、冠狀動脈心臟病和中風的風險越低。

醫學研究已經證實好幾個維生素C的功能，可以改善高血壓患者的內皮細胞功能失調，對於冠心症患者，能恢復動脈的放鬆狀態。

不管是透過口服或是靜脈注射，維生素C都能夠逆轉血管內皮細胞功能失調，並使吸菸者和冠心症患者的動脈擴張。此外，大量研究清楚證實了起始血壓越高，補充維生素C後降低越多。如果結合維生素C和其他抗氧化劑，如維生素E、β－胡蘿蔔素、硒，可以再增強降血壓的效能。

◆橄欖葉萃取物

橄欖葉萃取物含有橄欖苦苷（oleuropein），有助於維持健康的血壓、血脂及血糖，保護心血管健康。橄欖葉萃取物的橄欖多酚是一種非常強大的抗氧化劑，可以促進一氧化氮產生，有助於放鬆血管周圍的平滑肌，降低血壓。

橄欖葉萃取物與血管收縮素轉換酶（angiotensin converting enzyme, ACE）結合，減少血管收縮素Ⅱ（angiotensin Ⅱ）的形成，使動脈和靜脈擴張，並且降低動脈血壓。

多酚互相協同促進膽固醇排出、抑制膽固醇氧化、減少腸道吸收膽固醇，降低膽固醇生成。

◆甜橙萃取物

來自柑橘類水果的天然芸香糖苷萃取物，會刺激eNOS活性，有助於一氧化氮產生，向血管平滑肌發出放鬆信號，使血管擴張並促進血液循環，改善內皮功能障礙。

◆輔酶Q_{10}

輔酶Q_{10}是一種類似維生素的物質，存在於心臟，肝臟和骨骼肌，以及大多數植物和人體細胞。

Q_{10}是目前最強的脂溶性抗氧化劑之一，能防禦人體細胞的氧化損傷，包括脂質，蛋白質和DNA，保護組織細胞不受自由基攻擊損傷，包括心肌、神經系統與細胞蛋白質。

Q_{10}可以維持血壓在正常範圍內，並且支持心肌的完整性和增加循環，提高心肌運動能力，支持正常的心律。但Q_{10}為親脂性，吸收差，因此用還原型Q_{10}，可以大幅增加吸收率。

◆大蒜／老蒜

含大蒜素和其他硫化物（diallyl disulfides-allyl cysteine），可以增強免疫力，幫助高血壓患者的收縮壓降低約七至九毫米汞柱，舒張壓降低約四至六毫米汞柱。同時可以降低總膽固醇、ＬＤＬ和三酸甘油酯。

大蒜還有豐富的抗氧化劑，可防止細胞受損和衰老。尤其是老蒜對於血壓的幫助更大，因為大蒜在老化過程中，將不穩定的有機硫化合物轉化為更溫和、更有益的化合物，包括水溶性、含硫、富含抗氧化力的胺基酸，因此具有強大的生物利用度。

此外，老蒜還含有少量的油溶性有機硫化合物、黃酮、硒，以及其他健康營養物質。大蒜中的大蒜烯（ajoene）能干擾血液蛋白，減少血塊形成，避免血管栓塞，抗血小板凝集。

◆運動不可少，培養有氧健身訓練

缺乏運動，被認為佔了高血壓危險因素的百分之五至十三。最近薈萃分析的數據顯示，有氧健身訓練可將輕度至中度高血壓者的血壓，降低約收縮壓七毫米汞柱、舒張壓五毫米汞柱。一次身體活動會導致血壓急劇下降，即所謂的運動後低血壓。

因此，重複進行身體活動是降低血壓的一種策略，但是要持久降低血壓，需要規律運動。例如，將活動劃分為四組，每組十分鐘的訓練，與每天進行一次四十分鐘的訓練一樣有效。

運動訓練類型	處方
有氧健身訓練	每週五至七天，個人最大攝氧量的百分之四十至七十，每次訓練至少三十分鐘。
阻力訓練	低重量多次數。

◆舒壓瑜珈呼吸法，讓心靈放鬆

我們都知道飲食與運動的生活型態的調整，對於血壓的控制相當重要，然而別忘了，壓力其實是導致高血壓重要的因素，學習如何舒壓讓心靈放鬆也是不容忽視的一環。印度留傳下來古老的瑜珈呼吸法，也許能幫助我們找回身心靈的平衡，透過定期的瑜珈練習，以改善血壓的問題。

有一些研究發現，規律的瑜珈及呼吸法練習，就像天然的降血壓藥一樣，能夠幫助改善血壓，曾有篇研究找來血壓控制不佳的個案，每週練習瑜珈呼吸法五次，每次練習十五分鐘，經過一個月之後，這些個案的收縮壓平均降了五毫米汞柱以上。

從生理的角度來看，瑜珈呼吸法之所以能帶來這樣的益處，也許是因為練習的過程中，強調身體在動作時，必須要有意識的深呼吸，進而幫助自主神經的調節，緩解壓力來幫助自然控制血壓。

除此之外，缺乏足夠的休息也是壓力的主因，進一步影響血壓控制。在瑜珈練習的過程中可以幫助身體放鬆，有助於調節睡眠習慣和規律。

更重要的是，瑜珈可以為身體與心靈提供正能量，提升對自我的認可與滿足感，就長遠來說，也有助於血壓的調控。

瑜珈不能代替醫學治療，若您有血壓的問題，在經過與醫師討論適合的狀況下，不妨也可以尋找經受證的瑜珈老師學習，嘗試體驗其對身心帶來的益處。

07

心瓣膜缺損、心律不整——飲食、生活環境的自救策略

任何有經歷過心律不整問題的人，都建議採用地中海飲食。
地中海飲食當中的冷水魚，含有豐富 Omega-3 脂肪酸，
可幫助穩定心臟的電位傳導。

就疾病的角度來說，造成心律不整的原因跟先天性心臟病、曾經心臟病發作所留下的疤痕組織、心臟結構改變，像是心肌症、二尖瓣脫垂、冠狀動脈疾病、高血壓、睡眠呼吸中止症、糖尿病、甲狀腺亢進或低落……，都有或多或少的關聯。

除疾病之外，其它可能原因包括：

- 咖啡因
- 菸草
- 酒精
- 巧克力
- 感冒藥物
- 食慾抑制劑
- 氣喘藥物
- 利尿劑
- 精神科藥物
- 高血壓藥（β 阻斷劑）
- 毒品（古柯鹼、安非他命）
- 心律不整藥物
- 營養失衡，尤其是電解質
- 荷爾蒙失衡，尤其是停經後的女性
- 慢性食物過敏
- 空氣汙染
- 壓力
- 抽菸
- 電擊
- 膳食補充品（少見）

地中海飲食，有助護心顧血管

從整合營養來看，任何有經歷過心律不整問題的人，都建議採用地中海飲食。地中海飲食當中的冷水魚，含有豐富 Omega-3 脂肪酸，可幫助穩定心臟的電位傳導。

曾有研究調查發現，長者體內若還有較高濃度的 Omega-3 脂肪酸，則有較低心房顫動的風險。此外也強調要攝取富含鎂的食物，像是南瓜籽、菠菜、黎麥、黑豆等，以及攝取富含鉀的食物，像是番茄、番茄汁、香蕉、酪梨、優格、花椰菜等。

◆地中海飲食的基本原則：

- 攝取多量的水果、蔬菜、穀類、馬鈴薯、豆類及堅果種子等
- 橄欖油
- 適量的乳品、魚及家禽類
- 限制紅肉攝取
- 每週雞蛋不超過四顆
- 適量飲酒

有些食物可能會引起心律不整，可以與醫師或營養師討論看看，在飲食中是否有哪些食物可能會引起心律不整？像是咖啡、酒精、巧克力等。同時，在飲食中排除可能會造成心律不整的食物，至少一個月，並觀察狀況是否有好轉。

除此之外，有證據指出，有一些人可能會對電子設備，或無線網路產生的電磁場敏

感，並可能引起他們心律不整症狀發生，建議應盡量減少暴露的機會。

改善心律不整，整合營養自救解方

整合營養還建議可以透過補充營養素，進而改善症狀：

一、GABA可以舒緩因焦慮而引起的心臟不適，亦可以使大腦鎮靜。每天空腹補充兩百五十至五百毫克三次，但勿與抗焦慮藥物一起使用。

二、天然黃體酮可以幫助改善因停經而引起心律不整的問題。

三、維生素C可幫助預防手術後心房顫動的發生，每天補充一千毫克兩次。亦可與維生素E合併使用，每天補充四百IU。

除此之外，補充鎂、輔酶Q_{10}、魚油、L-肉鹼和鉀，都可能對心律不整有些幫助。

08

冠心病
——飲食、運動的自救策略

精緻糖類會使得三酸甘油酯、膽固醇、C 反應蛋白、胰島素等生化指標升高，進而促進心血管的損傷。

關於影響心臟病的原因，可以說非常複雜，以下試圖從整合營養角度，重新評估心臟病發生的主要原因：

- 高油脂、低纖維、低抗氧化飲食模式
- 基因
- 抽菸
- 高血壓
- 營養素缺乏：Omega-3 脂肪酸、維生素 K、鎂、輔酵素 Q_{10} 或其他營養素
- 壓力、憂鬱、焦慮
- 肥胖
- 身體活動量低
- 糖尿病、代謝症候群

當我們談論到，如何透過飲食預防或逆轉心血管疾病時，很多人可能會直覺想到降低飲食中的膽固醇與脂肪！

事實上，除此之外，還必須把其他因素考量進來，例如攝取品質好的脂肪、纖維、抗氧化營養素等。心血管健康飲食，其實就是基本的健康飲食，適用每一個人。

心血管健康飲食，適合每個人

整合營養建議的心血管健康飲食的原則如下：

一、全食物的植物性飲食（whole food, plant based diet），可幫助清除血管中的斑塊。餐食中需特別著重在全穀類、蔬菜及水果的攝取，蛋白質則以豆類、黃豆製品或魚做為來源。蛋白質需求較高的人，可以再選擇瘦的家禽肉類到餐食中。

二、自由基與心臟疾病高度相關，含有抗氧化素的食物，可以幫助避免自由基所引起的損傷。天然抗氧化素主要來自各種的蔬菜及水果，故建議每天可以盡量吃到各種顏色的蔬果。

三、必需脂肪酸（essential fatty acids）能夠保護心臟，同時能幫助其他身體機能運作得更順暢，像是鮭魚、鯖魚、比目魚等，都是優質的必需脂肪酸來源，另外還有堅果（除了花生）、橄欖油、亞麻籽等。

四、攝取大量的纖維。若是採用全食物飲食，自然而然就會增加纖維的攝取量，若還需要更高的纖維量，可以選擇燕麥麩皮（oat bran）或亞麻籽，以獲得更多的纖維量。

五、大蒜與洋蔥能幫助降低血壓及血液中壞的膽固醇，同時也能幫助增添食物的風味。

六、紅色或紫色的葡萄皮能幫助清除血管中的斑塊，每天喝一杯葡萄汁吧！

七、鎂與鉀為保護心臟重要的礦物質。綠色蔬菜、全穀類、小麥胚芽、黃豆、大蒜、豆莢、馬鈴薯都是很好的食物來源，海鹽亦是很好的選擇。

若有心臟方面的疾病，必須排除或是大幅減少「不好的脂肪」攝取，像是反式脂肪酸、氫化油脂等，尤其是烘焙甜點。

別犯了用乳瑪琳（margarine）或植物起酥油（vegetable shortening）來代替奶油的錯誤！這些產品在高溫的加工過程中，改變了油脂的結構，產生反式脂肪酸，對心血管健康造成莫大的威脅，因為反式脂肪會導致血液中的膽固醇上升，其造成的影響更勝過於飽和脂肪。

許多人為了要減少飲食中的脂肪攝取，最後演變成選擇低脂肪或零脂肪的加工食物，特別是餅乾或甜點，千萬要讓自己避開這種盲點。

因為這些食物基本上沒有太大的營養價值，有的就只是——糖，不要讓自己無形中變成吃過多的糖來減少油脂攝取，過量的糖也與許多健康問題相關。精緻糖類會使得三酸甘油酯、膽固醇、C反應蛋白、胰島素等生化指標升高，進而促進心血管的損傷。

修護心血管，整合營養自救療方

整合營養也建議可以額外補充特定的營養素，進而幫助心血管修復損傷：

◆**鎂：**每天五百毫克。心臟會利用此礦物質產生能量以進行規律的收縮，同時能放鬆血管壁，改善血液循環及降低血壓。

◆**輔酶Q_{10}：**每天一百至三百毫克。輔酶Q_{10}能讓心臟跳動得更有效率及規律。研究顯示輔酶Q_{10}可以幫助降低血壓、改善心絞痛、二尖瓣脫垂、鬱血性心衰竭等，同時也能避免LDL-C氧化。

◆**魚油：**每天攝取三千至六千毫克含有ＥＰＡ及ＤＨＡ的魚油。魚油可降低動脈血管發炎、降低三酸甘油酯及膽固醇、降低血壓，也是天然的抗凝血劑。若有在服用抗凝血藥物者，使用魚油前必須先諮詢醫師或營養師。

◆**大蒜：**每天兩次三百至五百毫克的老蒜，能幫助降低膽固醇及同半胱胺酸，具抗凝血及抗氧化之益處。

◆**Omega-7 脂肪酸：**能幫助改善血脂質，並具有抗斑塊形成效果。

◆**菸鹼酸：**每天攝取五百毫克二至三次，可降低總膽固醇、ＬＤＬ-Ｃ、極低密度脂蛋白蛋膽固醇及脂蛋白（ａ）膽固醇，並增加好的膽固醇ＨＤＬ。

◆**銀杏葉（Gingo biloba）：**具有抗氧化、改善血液循環、抗凝血的特性。建議可選擇含有百分之二十四銀杏類黃酮配醣體（ginkgo flavin glycoisides）之產品，每次服用八十至一百二十毫克，每天兩次。

◆**維生素K_2：**能避免血管鈣化。每天補充五百至兩千毫克。若有在使用抗凝血藥物者，補充前應先諮詢醫師或營養師。

◆**維生素E**：已被廣為認可具有抗氧化與抗凝血特性，而具有心血管保護效果。每天補充四百至八百IU維生素E（應包含孕烯三醇與孕烯醇酮兩種形式）。若有在使用抗凝血藥物者，補充前應先諮詢醫師或營養師。

◆**維生素C**：可避免膽固醇氧化，建議每日三千毫克。

◆**紅麴（Monascus purprteus）**：可降低LDL-C，建議每日一千兩百至兩千四百毫克。

◆**綠茶**：可減少膽固醇氧化。每天補充兩百五十至五百毫克的綠茶萃取物二至三次。

◆**L-肉鹼（L-cartinitine）**：為天然的營養素，能幫助心臟收縮。每天補充一千五百至三千毫克。

預防冠狀動脈疾病，運動自救療方

為了改善整體健康，必要的戒菸、減重加上運動習慣，並且調整壓力，都是改善心臟健康的關鍵。

缺乏身體活動是冠狀動脈疾病的潛在危險因素，但其他因素如年齡、男性和遺傳，以及吸菸、高血壓、血脂異常、糖尿病和過重，也增加了罹病風險。

每天至少進行三十分鐘的身體活動，是預防冠狀動脈疾病的最佳一級預防措施。每週氧運動三至五次，和每週阻力運動兩至三次，也是一種有效治療冠狀動脈疾病的方法。

心血管疾病鍛鍊的總體目標，是通過加載中央循環系統來提高有氧運動能力。當涉及中央循環時，應使用較大的肌肉群。運動可以作為間隔進行，也可以作為距離訓練進行。

訓練型態	強度	感覺盡力程度	頻率	持續時間
中央循環有氧訓練，距離或時間間隔	最大攝氧量的50	12—15	每週3—5次	40—60分鐘
阻力訓練	10—15 RM下次 1—3組 （1RM的65—75%）	13—16	每週2—3次	8—10個運動

＊ RPE = Rate of Perceived Exertion （Borg scale 6 — 20） 感覺盡力程度

關於運動對身體的正影響

長期規律運動影響許多因素，這些因素可降低與心臟病有關的死亡率，例如：

◆運動對心血管的影響

- 降低休息和運動時心率。
- 降低在休息和運動期間的血壓。
- 在次大運動訓練下，降低心臟的氧氣需求。
- 血漿量增加。
- 心肌收縮力增加。
- 週邊血管張力增加。
- 纖維蛋白分解系統的正面改變。
- 內皮依賴性血管舒張增加。
- 基因表達增加，可產生有助於產生一氧化氮合成酶。
- 副交感神經活動增加。
- 冠狀動脈血流量、冠狀動脈側支血管，和心肌毛細血管密度增加。

◆代謝影響

・減少肥胖。
・葡萄糖耐量增加。
・改善血脂狀況。

◆生活型態影響

・減少吸菸的可能性。
・可能降低壓力的生理反應。
・可能短期內食慾下降。

09

心臟慢性衰竭、鬱血性心臟病——飲食、運動的自救策略

根據美國心臟協會的研究發現，
心衰竭女性患者若嚴格的執行得舒飲食，
則能顯著降低死亡率。

健康的飲食與生活型態，對於預防心衰竭的發生，是很重要的一環。

地中海飲食與得舒飲食，是目前研究公認適合用來預防心衰竭的飲食模式。根據美國心臟協會的研究發現，心衰竭女性患者若嚴格的執行得舒飲食，則能顯著降低死亡率。

護心雙飲食策略：得舒飲食、地中海飲食

得舒飲食的特色在於大量的攝取蔬菜水果，並且減少乳製品及鹽的攝取。亦有其他研究證實攝取豐富蔬菜水果地中海飲食，能夠幫助心臟健康。其中，Omega-3 脂肪酸是非常重要的營養素，

研究顯示，吃比較多魚的人可以降低大約百分之十五的患病風險。

限制鈉可以降低血壓和減少液體滯留在身體裡，兩者都有助於降低心臟的負擔。如果有鬱血性心衰竭，建議每天的鈉攝取量小於一千五百毫克。

如果平均一天喝超過七份或更多的酒，會大幅提高鬱血性心衰竭的風險。因此控制喝酒的習慣非常重要。

鬱血性心臟病的影響因素很多，常見的原因如下：

• 心臟結構異常	• 懷孕
• 冠心病	• 真性多紅血球症
• 高血壓	• 貧血
• 心律不整	• 藥物
• 感染	• 營養缺乏（B_1）
• 基因	• 荷爾蒙缺乏（睪固酮、甲狀腺）
• 糖尿病	• 腎臟病
• 甲狀腺亢進	• 睡眠呼吸中止症

與之同時，適當搭配一些營養素的補充，有助於改善心臟功能：

◆輔酶Q_{10}：

細胞內的超級營養素，對心臟健康有益。市面上有兩種不同的輔酶Q_{10}，氧化型Q_{10}（Ubiquinone）、還原型Q_{10}（Ubiquinol）。

研究顯示，兩種型態的Q_{10}都有助於心臟射出率（ejection fraction ），每日典型劑量是四百至六百毫克。輔酶Q_{10}有輕微的抗凝血作用，但是那些已經服用抗凝血劑的人可以耐受一起服用輔酶Q_{10}。

◆鎂：

可以支持心肌細胞正常產生能量。人體心臟做工最多的左心室，有體內最高濃度的鎂。

鎂對於心臟收縮扮演重要的角色，鎂築起一座路障防止太多的鈣進入心肌細胞。過多的鈣會造成你的心臟過度作工，導致胸痛，在某些情況下甚至會心臟病發。二〇一四年一項研究發現，當血中鎂含量低（血中鈣和磷含量高）和較高的心衰竭風險有關。

◆L－肉鹼：

幫助脂肪燃燒產能，來支持心肌細胞。

◆牛磺酸：

研究顯示，它可以改善心臟射出率。

◆L－精胺酸：

增加血中一氧化氮的生成可以促進血流，補充精胺酸也對心衰竭患者的腎臟功能有正面助益（心衰竭的患者因缺乏血流，導致腎功能下降或腎衰竭的狀況很常見）。精胺酸促進腎臟過濾和水分排除。一千毫克，一天兩次空腹食用。

◆維生素D：

缺乏和心衰竭有關，因心衰而住院的研究中，高達百分之七十五患者的維生素D缺乏，建議服用五百IU或更多（根據抽血報告）維生素D。

◆鐵：

心衰的患者常見鐵缺乏，鐵可以幫助氧氣運送到細胞。

◆碧容健：

搭配Q_{10}可以幫助促進射出率、減少水腫，並幫助患者能走更遠的距離。每天服用一百至兩百毫克的碧容健。

此外，為了排出體內滯留的水分，通常心衰的患者會服用利尿劑，但這也造成以下營養素缺乏的風險：維生素B_1、維生素B_2、維生素B_{12}、鎂、鈣、鋅和鉀。因此，定期檢測是否有營養缺乏的風險，並根據個體狀況建議補充。

提升心臟功能，運動自救療方

規律運動可以大幅降低心衰風險。循環醫學雜誌（Circulation）的一項研究顯示，年長者做一個小時的中等運動或半小時的激烈運動可以降低幾乎一半的心衰風險。

慢性心臟衰竭有很多原因，在患有這種疾病的人中，身體機能下降是常見的。在降低身體機能方面，外周血液循環的變化可能與左心室功能一樣重要。

過去十年的研究顯示，運動可以明顯改善心臟衰竭患者的功能。在日常生活中，我們建議將有氧中樞循環訓練和周圍肌肉訓練結合，每週進行兩至三次，並進行家庭訓練。

合適的活動是有氧運動，例如散步、在陸地或水中運動，以及騎自行車與周邊肌肉訓練結合，例如使用彈力帶、啞鈴或健身滑輪。

後者形式的訓練，特別適合身體機能嚴重受損的情況。在運動過程中，輕度至中度的運動，和輕度至中度的呼吸困難，是合適的負荷強度。

訓練方法	強度	感覺盡力程度	頻率（次/週）	持續時間
有氧中央循環訓練	最大攝氧量的60—80%	11—15	每週1次到一天多次	1—60分鐘
周邊肌肉訓練	1RM的35—80%	13—15	每週2次到一天1次	15—60分鐘
有氧中央循環訓練與周邊肌肉訓練的結合	最大攝氧量的60—80% 1RM的60—80%	13—15	每週3次	45—60分鐘
水療	儲備心率的40—80%	11—15	每週3次	45分鐘
呼吸肌肉訓練	最大吸氣壓的30%		每週3次到每天3次	30—60分鐘

＊感覺盡力程度（Borg scale 6—20）

10

心肌梗塞、中風
——血管修復飲食、小復健運動的自救策略

飲食中，富含纖維和營養素的飲食，可以降低血栓形成的風險，
關於含有抗氧化物質的食物，可以降低自由基傷害，
降低動脈粥狀硬化的生成。

- 不良飲食
- 肥胖
- 遺傳性心血管疾病風險因子（纖維蛋白原升高、同半胱胺酸升高等）
- 容易產生血栓
- 心律不整
- 心臟瓣膜受損
- 高血壓
- 口服避孕藥（尤其是超過三十五歲以上的女性）
- 抽菸
- 糖尿病
- 合成荷爾蒙治療

為了預防心肌梗塞或中風，身體會需要新鮮的全食物，包括蔬菜、水果、全穀、豆類、豆莢類、魚、堅果種子類。

飲食中，富含纖維和營養素的飲食，可以降低血栓形成的風險，關於含有抗氧化物質的食物，可以降低自由基傷害，降低動脈粥狀硬化的生成。

魚類富含必需脂肪酸，可降低中風的風險。好的脂肪可以促進血液循環，並可以當天然抗凝血劑。

每天至少吃兩份紅藍色或紫色的蔬果，像是葡萄、莓果、茄子等，它們富含前花青素，可以降低中風和心血管疾病的風險。

此外，可以特別攝取下列食物：

- 鉀可以降血壓、降低中風風險。食物來源以綠葉蔬菜、蕃茄、馬鈴薯和柑橘類水果為主。
- 綠茶和白茶，含有強大的抗氧化物質。
- 每天喝一．七盎司的石榴汁，預防動脈斑塊形成。
- 增加鈣的攝取量，可以降低中風風險。

為了避開中風的危險，平常應避免高脂和反式脂肪的食物，排除紅肉、奶油、油炸物和垃圾食物，同時應避免乳瑪琳和起酥油，以及相關製品。

精緻糖會增加血管壁發炎的狀況，應嚴加避免，其它還有白麵包、義大利麵、糖果和汽水。限制鹽分的攝取，也可以確保血管的彈性不會受到損傷。

促進血管循環，整合營養自救療方

額外補充特定的營養素，可以促進血管循環的健康：

◆納豆激酶（nattokinase）：

一種由兩百七十五個胺基酸所組成的絲胺酸肽鏈內切酶（serine endopeptidase），目前已被廣泛使用來維持身體心血管功能及血液循環系統的健康。研究指出，比其他已知的酵素具有更強的纖維蛋白溶解（fibrinolytic）活性，可維持血流通暢，持續地供應氧氣、營養素和其他必要的生理產物給各主要器官，以維持身體健康。

◆魚油：

主要可以降低血管發炎反應，促使免疫系統功能正常。

其中EPA及DHA是抗發炎物質prostaglandins E1 and E3的前驅物，且可降低發炎物質prostaglandin E2 and thromboxane A2的形成。魚油還可以預防血管血栓形成，降低凝血反應，避免血小板及纖維蛋白原（fibrinogen）在血管中過度凝集形成血栓造成阻塞，促進循環功能順暢。

◆大蒜：

減少血管鈣化，降低動脈粥樣硬化的風險。大蒜中的大蒜烯（ajoene）能干擾血液蛋白，減少血塊形成，避免血管栓塞，預防血小板不正常的凝集。

◆維生素E：

對於心血管及循環健康相當重要，可以促進冠狀動脈血流，協助血管內皮對抗氧化壓力、有助於脂質代謝，尤其調節身體促炎分子，包括C－反應蛋白。建議每天四百至八百IU。

◆前花青素：

有助於改善心血管健康，使血壓和血小板功能正常化，改善血脂和血糖值，並且促進血管擴張，保持健康的血液循環，從而改善血流，並減少血液凝集及中風的風險。

◆**白藜蘆醇：**

多酚類抗氧化素的一種，可以降低LDL的濃度和增加HDL，調節多種發炎因子，包括C反應蛋白（CRP）、腫瘤壞死因子（TNF-α），並且可以降低造成血栓的因子。

中風復健，運動自救療方

有中風後殘留症狀的人會變得虛弱，身體機能下降。

許多人在中風後遭受不同程度的殘疾。但是，許多中風患者能夠適應並保持身體活動。以前，對中風患者進行阻力和有氧健身訓練的好處，一直備受爭論。因為有引發痙攣的風險，因此認為不應該運動。但是，最近幾年發表的任何研究都沒有證實這種情況。下肢力量訓練已顯示出明顯改善的功能。有氧健身訓練，提高了對日常活動的耐受性，因為它使患有中風的人能夠以較少的精力進行日常活動。

訓練形式	活動	強度	頻率	持續時間
體能訓練	快走 北歐式健走 循環訓練 原地腳踏車訓練 手臂／腿部騎行（手足腳踏車） 在跑步機上走 踏步訓練 水上運動 跳舞 輪椅駕駛	最大心率的60—80% 自覺疲勞程度12—15 輕到中等的呼吸	每週2—5次	10—60分鐘／次 4—6個月
阻力訓練	固定器材訓練，如： 大腿推蹬訓練 離心／向心訓練 等長訓練 功能性訓練	從50%RM開始增加到70—80% 自覺疲勞程度12—13	每週1—3次 增加負荷而非增加反覆次數	7—10下，1—3組， 10—12週

肌耐力訓練	循環訓練 sequence training 行走／移動	1RM的30—50% 自覺疲勞程度9—11	每週1—5次	20—25下，3組
功能性訓練	平衡與協調訓練	增加強度	每週1—3次	
靈活性訓練	暖身、收操、伸展		搭配訓練	

【附錄一】

本書編著簡介

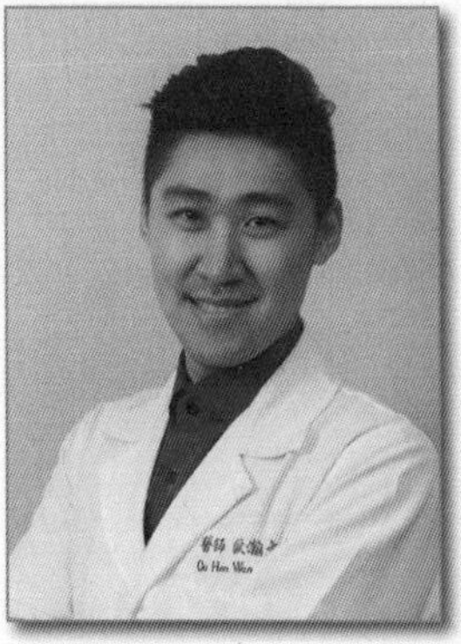

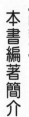

歐瀚文

醫師

◆學歷

美國西方州立大學功能醫學碩士

美國馬里蘭大學整合醫學博士

◆經歷

林口長庚紀念醫院醫師

臺北榮民總醫院醫師

臺北市立聯合醫院醫師

家庭醫學科醫師

美國功能醫學協會認證醫師

美國抗衰老醫學協會認證醫師

瀚仕診所團隊醫師

◆**現任**

美國抗衰老醫學會 A4M台灣分會執行長

中華功能醫學協會秘書長

IFECTW 功能醫學教育中心講師

瀚仕診所醫師

◆**理念**

找出疾病的根源，治療病因而非症狀，以整合以及系統性的角度，為將來的醫療系統提供不同的突破方向。

◆**編譯／推薦作品**

《自體免疫自救解方：反轉發炎，改善腸躁、排除身體毒素的革命性療法》（編譯）

《自體免疫排毒有方：養好抗過敏體質100道中西營養食療》（推薦）

《血糖代謝自癒力：不生病的營養健康療方》（編著）

《SIBO，隱「腸」危機：終結SIBO小腸菌叢過度增生，改善腸漏、血糖、內分泌失調、自體免疫疾病》

◆**座談／研討會／媒體邀約發表與參與**

二〇一六「功能醫學應用策略研討會」情緒健康管理 講師

二〇一六「中華功能醫學協會臨床應用座談會」INSIDE OUT與情緒共舞 講師

二〇一七「自體免疫健康：功能醫學臨床應用座談會」
二〇一七「腸胃道與營養」Lamigo 會館講座主講
二〇一七「功能醫學創新健康思維」主講
二〇一七「中華功能醫學協會臨床應用座談會」Flame fighting! 戰勝疾病之火 講師
二〇一七「心血管檢測：功能醫學在心血管醫療的應用」主講
二〇一七「年度學術研討會」論文發表：臺北市南港區長者視力篩檢眼壓偏高盛行率及眼壓與年齡之關係
二〇一八「功能食品與營養保健品」國際研討會
二〇一八 歐瀚文醫師讀書會——「自體免疫自救解方」導讀（多場）
二〇一八 臺北醫學大學保健營養學系系友會活動：功能醫學講座
二〇一八 第三屆【中國湘雅心血管健康管理論壇】暨國家級醫學繼續教育項目【心血管與代謝性疾病健康管理】受邀講師
二〇一八「年度學術研討會」論文發表：高齡職業駕駛健康狀態分析
二〇一八 國際期刊學術發表：小腸菌叢增生之草本抗生素殺菌臨床案例剖析
二〇一八（北京）功能醫學檢測及臨床實踐 - 夏季研修班講師

並受邀至九八新聞台、漢聲、正聲、中央廣播和 ELLE、健康2.0、媽媽寶寶、東森電視「醫師好辣」、年代「聚焦2.0」等平面網路報章媒體等採訪曝光。

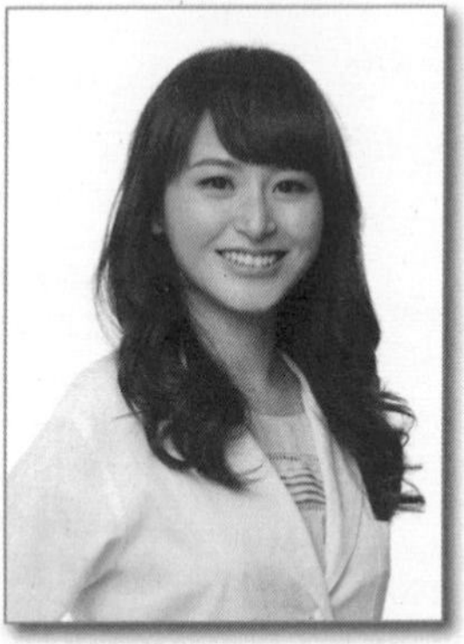

賀菡懿　營養師

◆學歷

台北醫學大學保健營養學系學士

德國基森大學（Justus-Liebig University Giessen）營養科學碩士

◆現任

台灣基因營養功能醫學學會理事

中華功能醫學協會理事

IFECTW 功能醫學教育中心營養師和培訓講師

瀚仕診所功能醫學營養師與健康教練

◆**理念**

從德國營養醫學出發，致力於推廣整合營養，從「舒敏飲食」落實符合個人獨特生化體質的營養處方與飲食計劃。

◆**審校／翻譯協力／推薦**

《關於高血壓，醫生可能不會說的事：拒絕沉默殺手——高血壓，擊退中風、心臟病、糖尿病和腎臟病的革命性飲食提案》（審校）

《自體免疫自救解方：反轉發炎，改善腸躁、排除身體毒素的革命性療法》（翻譯協力）

《血糖代謝自癒力：不生病的營養健康療方》（推薦）

《SIBO，隱「腸」危機：終結SIBO小腸菌叢過度增生，改善腸漏、血糖、內分泌失調、自體免疫疾病》（文字協力）

◆**座談／研討會**

多次擔任中華功能醫學協會臨床應用座談會講師，並受邀於Lamigo會館、全國高級中等以下學校營養師研習會、台北醫學大學保健營養學系系友會、（北京）功能醫學檢測及臨床實踐等等演講。

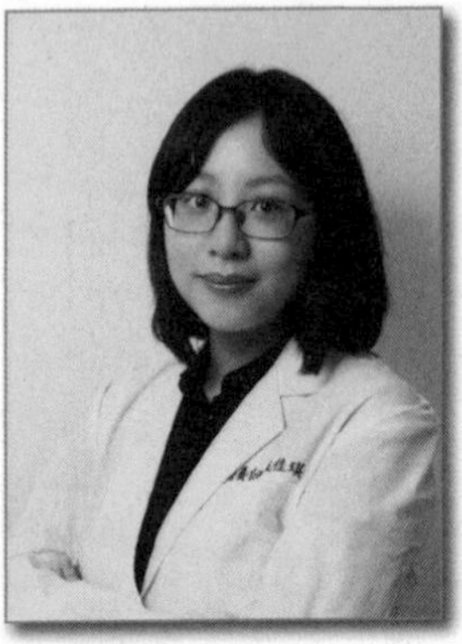

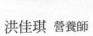

洪佳琪 營養師

◆學歷

國立台灣海洋大學食品科學系學士

◆經歷

美國AFMCP國際功能醫學臨床應用實踐培訓結訓

美國國家肌力與體適能協會競技運動營養師

◆現任

IFECTW功能醫學教育中心營養師和培訓講師

瀚仕診所功能醫學營養師

◆理念

以食品科學為基礎，整合營養、功能醫學的核心概念並鼓勵每個人找到適合自己的運動及舒壓方式，達到全方位的健康。

◆審校／著作

《SIBO，隱「腸」危機：終結SIBO小腸菌叢過度增生，改善腸漏、血糖、內分泌失調、自體免疫疾病》（審校）

Deep Q 醫學百科共同作者

食安網路謠言闢謠寫手

◆講座

多次擔任社區食安講座講師、學校營養午餐督導人員衛生安全講習講師、護理教師研習講師、功能醫學臨床實戰培訓等等演講。

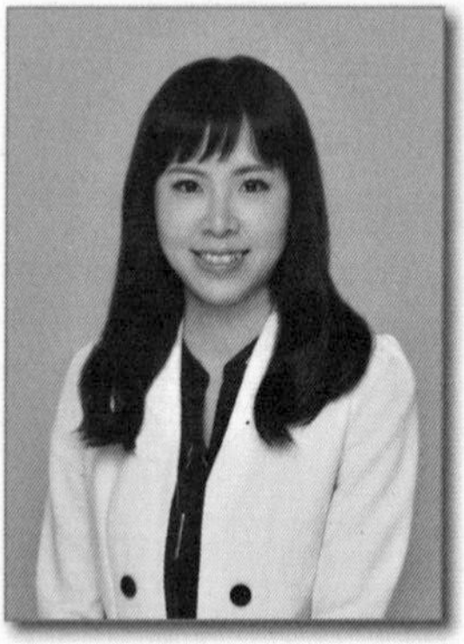

陳郁涵　營養師

◆學歷

台北醫學大學保健營養學系學士

國立陽明大學生化暨分子生物研究所碩士

◆現任

IFECTW 功能醫學教育中心營養師和培訓講師

瀚仕診所功能醫學營養師

台灣健康營養教育推廣協會理事

◆理念

以功能醫學為核心，喜歡探索人與食物之間的關係，了解每個飲食行為的背後原因，期望能幫助人們找回與食物間的平衡連結。

◆工作坊／講座

企劃「營養師無國界小廚房」系列活動，探討各國飲食文化與飲食健康；曾受邀擔任嘉義縣人力發展所、北市大安區住安里食育講師，並受國立教育廣播電臺「教育行動家」節目專訪。

【附錄二】

相關參考推薦書目

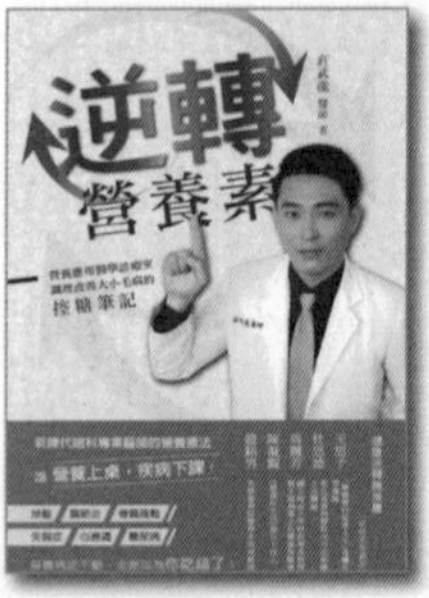

《逆轉營養素：營養應用醫學診療室，調理、改善大小毛病的控糖筆記》

作者：莊武龍醫師

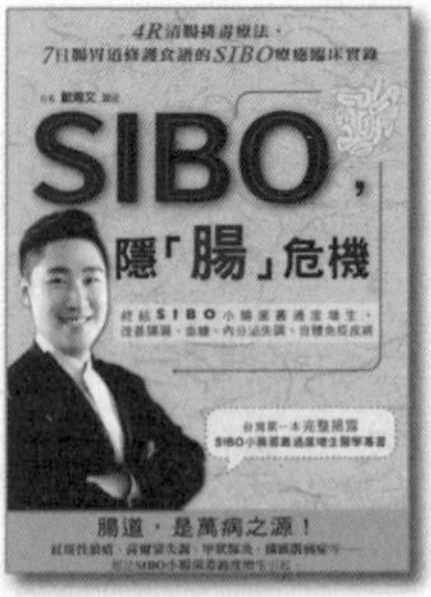

《SIBO，隱「腸」危機：終結SIBO小腸菌叢過度增生，改善腸漏、血糖、內分泌失調、自體免疫疾病》

作者：歐瀚文醫師；文字協力：賀菡懿營養師

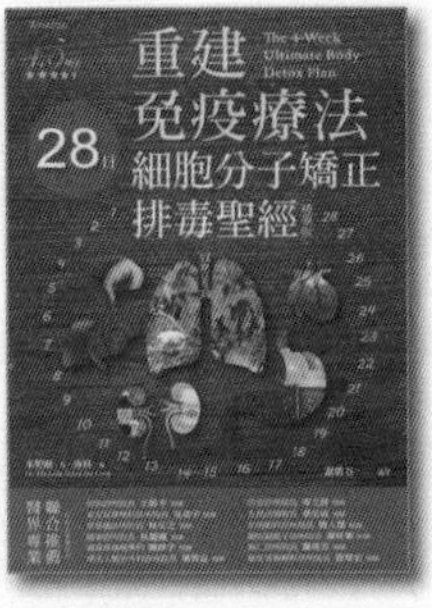

《重建免疫療法：28日細胞分子矯正排毒聖經（精華版）》
作者：米契爾・S・庫科（Michelle Schoffro Cook）自然醫學醫師；編譯：謝嚴谷

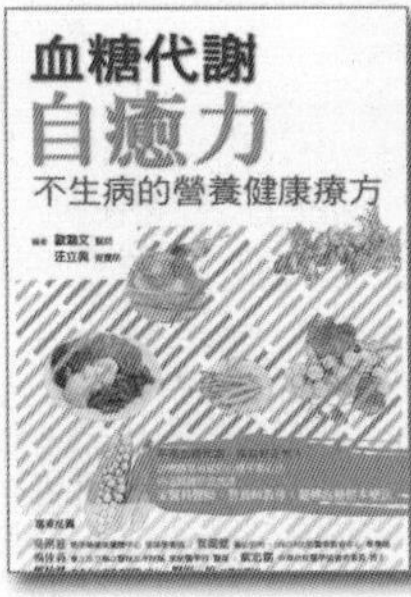

《血糖代謝自癒力：不生病的營養健康療方》
編著：歐瀚文醫師、汪立典營養師

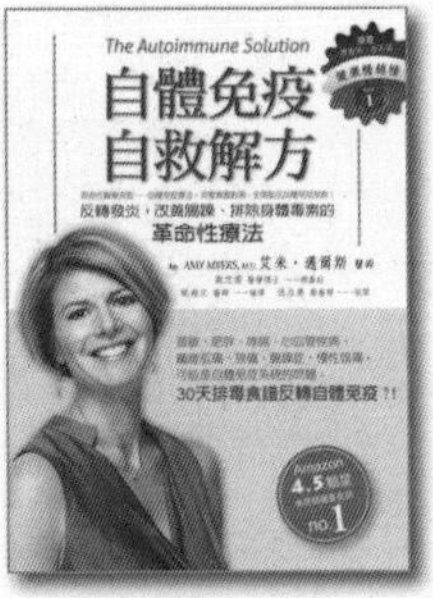

《自體免疫自救解方：反轉發炎，改善腸躁、排除身體毒素的革命性療法》
作者：艾米・邁爾斯（AMY MYERS, M.D.）；
總審訂：歐忠儒醫學博士；編譯：歐瀚文醫師

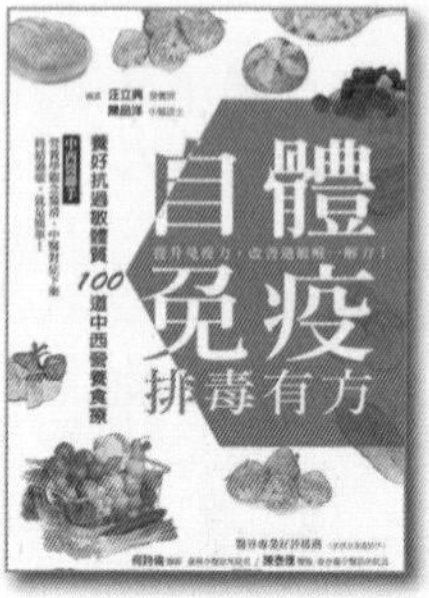

《自體免疫排毒有方：養好抗過敏體質100道中西營養食療》
編著：汪立典營養師、陳品洋中醫博士

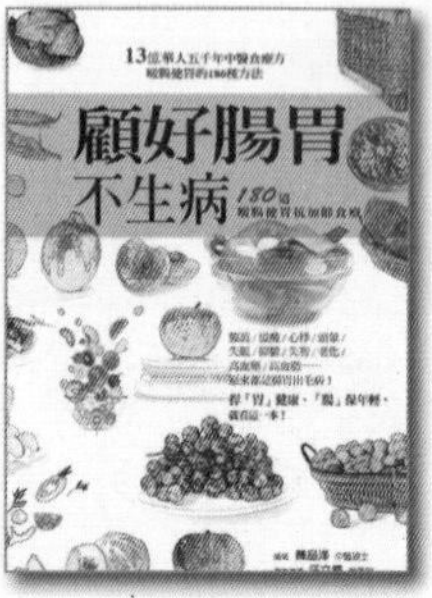

《顧好腸胃不生病：180道暖腸健胃抗加齡食療》
編著：陳品洋中醫博士、專序導讀：汪立典營養師

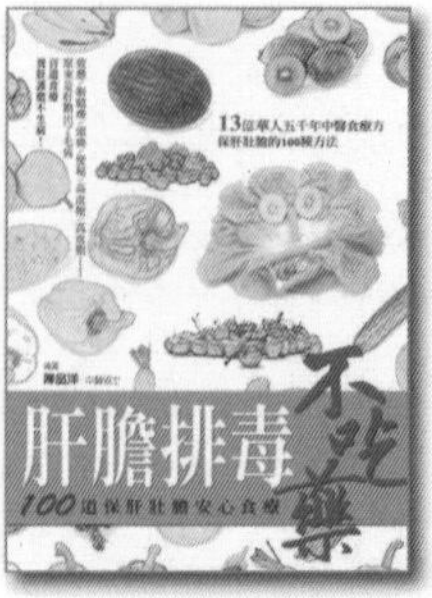

《肝膽排毒不吃藥：100道保肝壯膽安心食療》
編著：陳品洋中醫博士

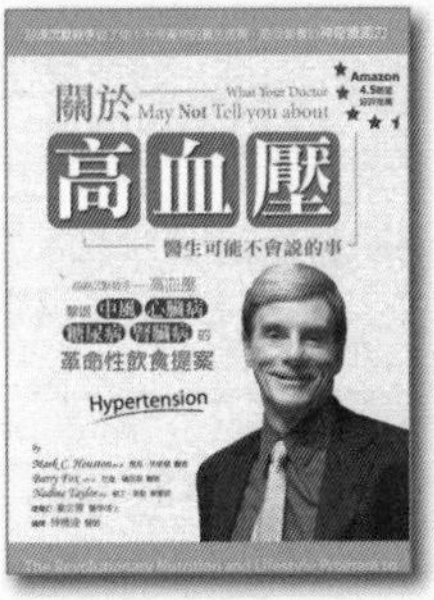

《關於高血壓，醫生可能不會說的事：拒絕沉默殺手——高血壓，擊退中風、心臟病、糖尿病和腎臟病的革命性飲食提案》

作者：馬克・休斯頓（Mark Houston）、巴里・福克斯（Barry Fox, PH.D.）、納丁・泰勒（Nadine Taylor, M.S., R.D.）；

總審訂：歐忠儒醫學博士；編譯：林曉凌 醫師

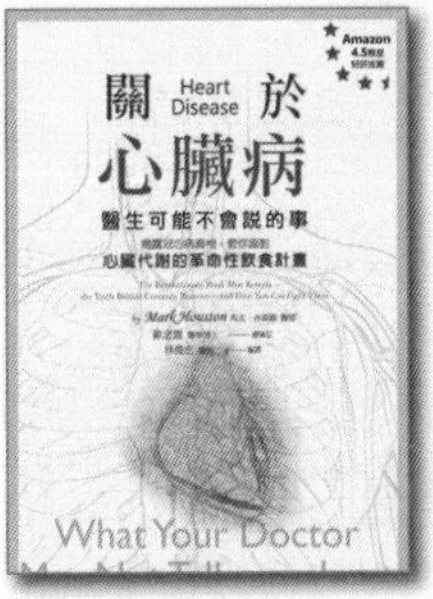

《關於心臟病，醫生可能不會說的事：揭露冠心病真相，教你面對心臟代謝的革命性飲食計劃》

作者：馬克・休斯頓（Mark Houston）；

總審訂：歐忠儒醫學博士；編譯：林俊忠 醫師

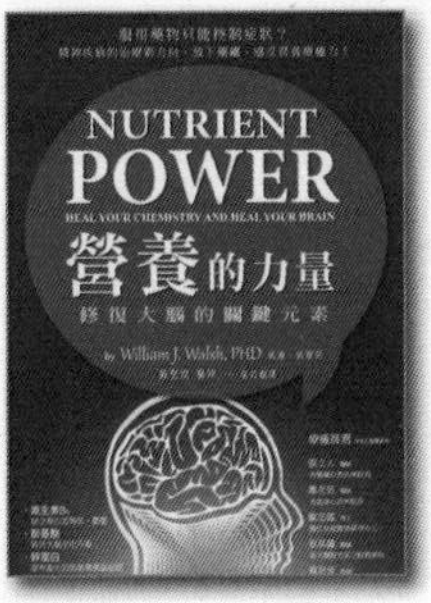

《營養的力量：修復大腦的關鍵元素》

作者：威廉・威爾許（Dr. William J. Walsh）；

審訂翻譯：蘇聖傑醫師

國家圖書館出版品預行編目 (CIP) 資料

超強心肺免疫力 : 養心淨肺抗病排毒 / 歐瀚文等編著 .
-- 第一版 . -- 臺北市 : 博思智庫 , 民 109.04 面 ; 公分
ISBN 978-986-98065-8-9(平裝)
1. 呼吸道疾病 2. 免疫力 3. 健康法療
415.4 109004003

預防醫學 26

超強心肺免疫力

養心淨肺抗病排毒

編　　著 | 歐瀚文、賀菡懿、洪佳琪、陳郁涵
主　　編 | 吳翔逸
執行編輯 | 陳映羽
美術主任 | 蔡雅芬

發 行 人 | 黃輝煌
社　　長 | 蕭艷秋
財務顧問 | 蕭聰傑
出 版 者 | 博思智庫股份有限公司
地　　址 | 104 台北市中山區松江路 206 號 14 樓之 4
電　　話 | (02) 25623277
傳　　真 | (02) 25632892

總 代 理 | 聯合發行股份有限公司
電　　話 | (02)29178022
傳　　真 | (02)29156275

印　　製 | 永光彩色印刷股份有限公司
定　　價 | 280 元
第一版第一刷　西元 2020 年 04 月

ISBN 978-986-98065-8-9

博思智庫股份有限公司
博思智庫粉絲團　Facebook.com/broadthinktank

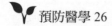